Dr. Pierre-Noël Delatte

Akupressur für die Seele

Dr. Pierre-Noël Delatte

Akupressur für die Seele

Die Soforthilfe mit 5 Punkten

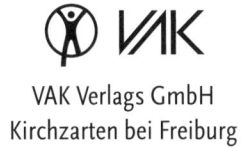

VAK Verlags GmbH
Kirchzarten bei Freiburg

Titel der französischen Ausgabe:
Cinq points, un point, c'est tout!
© Guy Trédaniel Éditeur, 2010
Mit ISBN 978-2-84445-771-4 erschienen bei
Guy Trédaniel Éditeur, Paris
Der Name *Psycho-Bio-Acupressure* und die Abkürzung P.B.A. sind in Frankreich geschützt.

Bibliografische Information der Deutschen Nationalbibliothek
Die Deutsche Nationalbibliothek verzeichnet diese Publikation in
der Deutschen Nationalbibliografie; detaillierte bibliografische
Daten sind im Internet über http://dnb.d-nb.de abrufbar.

VAK Verlags GmbH
Eschbachstr. 5
79199 Kirchzarten
Deutschland
www.vakverlag.de

© VAK Verlags GmbH, Kirchzarten bei Freiburg 2012
Übersetzung: Karin Beeck
Lektorat: Norbert Gehlen
Fotos: © Guy Trédaniel Éditeur
Coverdesign: Heinz Kraxenberger
Layout: Karl-Heinz Mundinger, VAK
Satz: Goar Engeländer (www.dametec.de)
Druck: MediaPrint GmbH, Paderborn
Printed in Germany
ISBN: 978-3-86731-104-5

Inhalt

Vorwort: Warum dieses Buch? 9

Kapitel 1: **Was ist Psycho-Bio-Akupressur (PBA)?** 13
Anwendungsbeispiele 14
Wirkungsweise 21
Entstehung 25

Kapitel 2: **Die fünf goldenen Regeln** 29
Regel 1: Stress vermeiden 29
Regel 2: Sich nicht in etwas hineinsteigern 32
Regel 3: Verantwortung übernehmen, aber sich nicht
Schuld *unterschieben* lassen 34
Regel 4: Sich vor negativen Menschen schützen 36
Regel 5: Im Augenblick leben 39

Kapitel 3: **Die zehn wichtigsten Punktesequenzen** 45
Die Vorgehensweise 46
Sequenz Nr. 1 gegen Depression 49
Sequenz Nr. 2 gegen negatives Denken und Zweifel 54
Sequenz Nr. 3 gegen Ängste und Panikattacken 58
Sequenz Nr. 4 gegen zwanghafte Gedanken und fixe Ideen . . 62
Sequenz Nr. 5 gegen Überempfindlichkeit 66
Sequenz Nr. 6 zum Auflösen von
„Narben" früherer Traumata 69
Sequenz Nr. 7 zum Wiederaufladen
aller energetischen Zentren 73
Sequenz Nr. 8 zum Freischalten der Ausdrucksfähigkeit 76
Sequenz Nr. 9 zum Ausbalancieren von Yin und Yang 80
Sequenz Nr. 10 gegen unterdrückte Wut 84

Kapitel 4: **Die sieben nützlichsten Sequenzkombinationen**
für Stress- und Krisensituationen 89

Bei Notfällen 95

Bei Depressionen 99

Bei Panikattacken 102

Bei zwanghaften Gedanken 106

Bei Prüfungsangst oder Lampenfieber 108

Bei Übergewicht 109

Bei Überempfindlichkeit 111

Blütenessenzen zur energetischen Unterstützung 112

Wenn noch Zweifel bestehen … 114

Die Sequenzkombinationen im Überblick 116

Kapitel 5: **Elf weitere Punktesequenzen** 117

Sequenz Nr. 11 für bessere Koordination der Gehirnhälften . 118

Sequenz Nr. 12 gegen Allergien 122

Sequenz Nr. 13 gegen Ekzeme 125

Sequenz Nr. 14 gegen Akne 129

Sequenz Nr. 15 für die Stärkung der Blase 132

Sequenz Nr. 16 für die Stärkung des Darms 135

Sequenz Nr. 17 für das Ausbalancieren der Schilddrüse 139

Sequenz Nr. 18 für Kreativität 144

Sequenz Nr. 19 für das Lenden-Kreuz-Geflecht 147

Sequenz Nr. 20 für das Sonnengeflecht (Solarplexus) 150

Sequenz Nr. 21 gegen Impotenz und Verlust der Libido 154

Kapitel 6: **Sequenzkombinationen für die häufigsten**
psychosomatischen und emotionalen Probleme 159

Schlusswort 183

Anhang 187

Von der „Akupunktur der fünf Punkte"
zur Psycho-Bio-Akupresur 187

Danksagungen 189

Verzeichnis der Abkürzungen 190

Die Fünf-Punkte-Sequenzen im Überblick 191

Über den Autor 214

Hinweis des Verlags

Dieses Buch informiert über die Anwendung der Psycho-Bio-Akupressur bei emotionalen Belastungen. Die dargestellten Verfahrensweisen haben sich als sicher und effektiv bewährt. Wer sie anwendet, tut dies in eigener Verantwortung. Autor und Verlag beabsichtigen hier nicht, individuelle Diagnosen zu stellen oder Therapieempfehlungen zu geben. Die Informationen in diesem Buch sind nicht als Ersatz für professionelle therapeutische Hilfe bei gesundheitlichen oder psychischen Problemen zu verstehen.

Vorwort: Warum dieses Buch?

Nouméa, 25. Dezember 2005, 8:43 Uhr am Morgen meines Geburtstags: Ich habe den Klassiksender des australischen Rundfunks eingeschaltet, höre Weihnachtslieder und Pavarotti – genau der richtige Zeitpunkt, um mit diesem Buch zu beginnen.

Ich habe es schließlich versprochen; und zwar all denjenigen unter meinen Patienten, die mir immer wieder die Frage stellten, was sie tun sollten, wenn ich eines Tages nicht mehr praktizieren würde. Und auch denjenigen, die die Freundlichkeit hatten, zu den von mir organisierten Workshops zu kommen, und die etwas Schriftliches haben wollten, damit sie nicht alles gleich wieder vergessen. Und natürlich all denen, die noch nicht die Gelegenheit hatten, an einer solchen Veranstaltung teilzunehmen.

Dann sind da noch die guten Freunde und Bekannten, die mir von Familienmitgliedern oder Freunden berichteten, die mitten in einer Depression waren, aufgrund der räumlichen Distanz jedoch nicht die Möglichkeit hatten, mich aufzusuchen; diese Menschen fragten mich, ob ich ihnen jemanden empfehlen könne, der in der jeweiligen Gegend lebte und genauso arbeitete wie ich. Ihnen musste ich immer wieder antworten, dass ich leider niemanden kannte …

Vor allem aber schreibe ich dieses Buch, weil ich der Meinung bin, dass solche Kenntnisse und Erkenntnisse allen zugänglich gemacht werden sollten. Vielleicht war dies die entscheidende Botschaft in der Bemerkung eines befreundeten Psychiaters und Buddhisten, der einmal zu mir sagte: „Wir sind verpflichtet, das, was wir empfangen haben, weiterzugeben."

Ich will versuchen – und dies empfinde ich als die größte Herausforderung –, dieses Buch so zu schreiben, dass es leicht verständlich und für jedermann anwendbar ist. Ich möchte, dass jeder Leser und jede Leserin in der Lage ist, sich aus eigener Kraft den Erlebnissen und Belastungen zu stellen, die ihn zu überwältigen drohen, oder beispielsweise seinem Baby zu helfen, das wegen ständiger Darmkoliken nicht schlafen kann und die Nächte zur Tortur werden lässt. Ich denke dabei auch an den Vater oder die Mutter, denen ich eine Möglichkeit an die Hand geben möchte, ihrem Sohn kurz vor seinem mündlichen Examen die Prüfungsangst zu nehmen, einfach indem sie ihm zeigen, welche beiden Sequenzen von fünf Punkten er bei sich selbst durchführen kann, während er darauf wartet, dass er an der Reihe ist …

Ich denke an die zahllosen Situationen, die uns jeden Tag das Leben schwer machen und die wir mithilfe der hier vorgestellten Punktesequenzen innerhalb von 5 Minuten in den Griff bekommen können …

Auch meinen Freunden und Therapeutenkollegen (Mediziner, Psychologen, Osteopathen, Akupunkteure oder Heilpraktiker) möchte ich mit diesem Buch ein zusätzliches Instrumentarium für ihre tägliche Arbeit an die Hand geben.

Ich bin übrigens weder Philosoph noch Theologe noch Guru. Es ist eigentlich ganz einfach: Nachdem ich mein reguläres Medizinstudium abgeschlossen hatte, musste ich, wie viele meiner Kollegen, akzeptieren, dass viele Menschen außerhalb der „offiziellen Medizin" gesundheitliche Verbesserungen erzielten, die die klassische Medizin nicht erklären konnte; Erfolge, die sich unserem mathematisch geprägten Denken entzogen, jedoch nicht weniger real und verifizierbar waren.

Daraufhin begann ich, mich mit verschiedenen alternativen Methoden zu beschäftigen, etwa mit der Akupunktur nach Patrick Véret (Nutripunktur), der Mesotherapie und der Kinesiologie. Außerdem interessierte ich mich für …

- die Vibrationsmedizin;
- verschiedene Methoden der Farbtherapie (etwa das Auflegen optischer Fasern auf bestimmte Akupunkturpunkte oder die Projektion farbiger Lichtstrahlen auf bestimmte Körperteile – dies ist das Prinzip der Chromotherapie –, sowie die Methode, bei der Diapositive in die Aura projiziert werden);
- den Magnetismus;
- die Wirkung ätherischer Öle sowie von Blütenessenzen (hier sind natürlich in erster Linie die unvermeidlichen Bach-Blüten zu nennen, aber auch die Blütenessenzen einiger Bach-Schüler wie etwa Andrea Korte aus Deutschland, deren hervorragende Recherchearbeit sie von den Kanaren bis nach Amazonien führte; erwähnenswert sind hier auch Ian White und seine außergewöhnlichen australischen Buschblütenessenzen);
- die Wirkung von Kristallen und Ähnlichem.

Ich entdeckte auch das Werk von Mohammed Haddad für mich, dessen Arbeiten zu Fraktalen uns ein neues medizinisches Universum der „Quantenmedizin" mit spektakulären Erfolgen vor allem bei bestimmten Krebsarten erschlossen haben … All diese bekannten und unbekannten Menschen haben uns Erfolge präsentiert, denen die sogenannte klassische Medizin nichts entgegenzusetzen hat.

Gleichzeitig bin ich ein unverbesserlicher Individualist. Ich habe nie einer Kirche angehört oder eine bestimmte Lehre vertreten und am allerwenigsten kann ich mit Sekten anfangen; und so habe ich mich nie auf eine bestimmte dieser Methoden *festgelegt*, egal, wie offensichtlich ihre jeweiligen Vorzüge auch sein mochten. Ich habe mich immer an das gehalten, was sich für mich stimmig anfühlte. Aus der Verschmelzung all dessen entwickelte sich schließlich meine eigene individuelle Arbeitsweise. Ich habe immer wieder ausprobiert, ob etwa eine Methode eine andere nicht vielleicht ergänzen und dadurch effektiver machen konnte. Vor allem suchte ich nach Einfachheit und Schnelligkeit, weil ich fand, dass die Menschen, die zu mir kamen, schon genug gelitten hatten.

So kristallisierte sich in fünfzehn Jahren des Forschens und Ausprobierens die „Psycho-Bio-Akupressur" (PBA) heraus; und nun ist der Zeitpunkt gekommen, meine Erfahrungen mitzuteilen, denn das, was ich damit tue, kann sich jeder von Ihnen aneignen, wenn Sie dieses Buch gelesen haben. Lassen Sie mich jedoch zunächst die Wortneuschöpfung *Psycho-Bio-Akupressur* erklären:

Psycho: Dieses Wort wurde deshalb gewählt, weil die oben erwähnte Stimulation unmittelbar Einfluss auf unsere Psyche hat; dies ermöglicht es uns zum einen, unsere Emotionen punktuell, also zu einem bestimmten Zeitpunkt und in einer bestimmten Situation zu beeinflussen; zum anderen können wir damit aber auch bereits fest verankerte (pathologische) emotionale Eigenarten wie etwa die Neigung zu Depressionen, chronische Ängste oder Zwangsverhalten verändern.

Bio: Die Silbe „Bio" bedeutet „Leben". Tatsache ist, dass wir in der Lage sind, unsere Lebensenergien zu steuern, wenn wir unseren psychischen Zustand beeinflussen, denn jedes Einwirken auf unsere Psyche wirkt sich auch auf unseren Körper aus und trägt dazu bei, möglichen psychosomatischen Erkrankungen vorzubeugen und unser Leben zu verändern. Wir kennen heute die „biologische Landwirtschaft" – warum sollte es nicht auch „biologische Therapien" geben, die verhindern, dass wir uns durch den Konsum von Psychopharmaka allmählich selbst vergiften?

Akupressur: Stimulation bestimmter Akupunkturpunkte durch Druck. Seit Shiatsu in Mode gekommen ist, kennen wir alle diese Methode mehr oder weniger gut; in unserem Falle handelt es sich jedoch um eine ganz spezifische Vorgehensweise, bei der immer fünf Punkte am Körper *gleichzeitig* stimuliert werden – die „fünf Punkte", die sozusagen das Markenzeichen meiner Methode darstellen.

Was ist Psycho-Bio-Akupressur (PBA)?

Kapitel 1

>> *Das ist der größte Fehler bei der Behandlung von Krankheiten, dass es Ärzte für den Körper und Ärzte für die Seele gibt, wenngleich beides doch nicht getrennt werden kann.*

PLATON

Die Psycho-Bio-Akupressur (PBA) ist eine einfache, schnelle, jedermann verfügbare Methode, leicht erlernbar und ebenso leicht anwendbar. Sie ermöglicht es Ihnen, …

- punktuell ganz bestimmte Emotionen wachzurufen und sich damit in ganz bestimmte Situationen zu versetzen; diese können relativ banal sein wie Prüfungsangst, aber auch so gravierend wie die Panikattacke vor einem Flug oder so dramatisch wie der Verlust eines geliebten Menschen. (Das Erlebnis als solches wird den Betroffenen dann keinesfalls gleichgültig, aber sie haben die Möglichkeit, den damit verbundenen Stress zu überwinden.)

- lange bestehende, in manchen Fällen tief in der Psyche verankerte negative Emotionen zu verändern und dadurch auch positiv auf krankhafte Zustände wie Depressionen, Zwangsverhalten oder chronische Ängste einzuwirken.

- den *emotionalen* Anteil abzuschwächen, der für eine Vielzahl von psychosomatischen Erkrankungen wie Ekzeme, Psoriasis, Magengeschwüre oder Darmentzündungen mit verantwortlich ist, und somit deren Heilung zu erleichtern.

Die Methode ist *einfach*, denn Sie stimulieren mit deutlichem Druck lediglich fünf Akupunkturpunkte und aktivieren damit im Körper einen bestimmten (Energie-) Kreislauf, der für die Emotion, die Sie verändern möchten, spezifisch ist. Später genügt es dann, diese *Fünf-Punkte-Sequenzen* bzw. Kreisläufe in einer jeweils spezifischen Reihenfolge (= *Kombination*) zu aktivieren, je nach der Situation oder Problematik, für die Sie eine Lösung suchen.

Die Methode ist *schnell,* weil die Person, die sie anwendet, bereits nach wenigen Minuten Erleichterung verspürt und in der Lage ist zu reagieren, obwohl es ihr noch kurz zuvor unmöglich war, die Situation, mit der sie konfrontiert war, zu bewältigen.

Die Methode ist *für jedermann verfügbar,* weil alle, die dieses Buch lesen und sich die zu stimulierenden Akupunkturpunkte merken (detaillierte Übersichten befinden sich am Ende des Buches), diese ohne weitere Vorkenntnisse anwenden können. Sie brauchen kein medizinisches, psychologisches oder anatomisches Fachwissen.

Die Methode ist *praktisch,* weil sie keine Vorbereitungen, kein bestimmtes Ritual und keine Hilfsmittel erfordert. Hinzuzufügen ist noch, dass sie (wenn nötig) mitten in einer Menschenmenge, in der U-Bahn, im Flugzeug oder in einem Wartezimmer durchgeführt werden kann.

Und schließlich hat die Methode noch einen Vorteil, der nicht unterschätzt werden sollte: dass sie selbst bei Kleinkindern und sogar bei Babys angewandt werden kann.

Anwendungsbeispiele

Im Folgenden habe ich einige Beispiele aus der Praxis zusammengestellt, die veranschaulichen, wie die PBA etwa bei einer schweren Krise, bei einem Trauerfall oder in einer dramatischen Notsituation Hilfe leisten kann:

Zum Beispiel Martha

Eine Familie erschien geschlossen in meiner Praxis, um mir Martha vorzustellen, die einige Tage zuvor ihren Mann auf tragische Weise durch einen völlig unvorhersehbaren Hirnschlag verloren hatte. Sie war sehr tapfer; trotzdem war erkennbar, dass sie völlig am Ende war, sie konnte nicht mehr essen, nicht mehr schlafen und sie konnte nicht aufhören zu weinen. Mehr brauche ich dazu wohl nicht zu sagen, denn sicher kennen Sie ähnliche Situationen.

Ich wandte bei ihr das „Notfallpaket" an [= eine Kombination verschiedener Punktesequenzen, die man auch als „Notfallset" oder

„Notfallkoffer" bezeichnen könnte; Anm. d. Vlgs.], das in Kapitel 4 detailliert erläutert wird: Hierbei werden nacheinander die Punktesequenzen gegen negatives Denken, gegen Depression, Panik sowie Hypererregbarkeit durchgeführt, außerdem die Schocksequenz und zum Abschluss die Sequenz zum Wiederaufladen der energetischen Zentren.

Bereits am Ende der dritten Sequenz, also weniger als 5 Minuten nach Beginn meiner Behandlung, spürte ich, dass sie sich entspannte. Sie gab mir die Rückmeldung, dass sie nicht mehr „diesen Druck im Kopf" spüre. Bei der vierten Sequenz erklärte sie, dass sie den Eindruck habe, dass das Gewicht, das seit dem tragischen Ereignis auf ihrer Brust lastete, leichter geworden sei und dass sie wieder besser Luft bekomme. Am Ende der Sitzung sprach sie davon, dass sie große Ruhe und Gelassenheit spüre.

Martha wird sicher noch einen weiten Weg zu gehen haben, denn leider kann ich ihr ihren Schmerz nicht nehmen; doch sie hat ihre Energie zurückgewonnen und ist damit in der Lage, der Situation zu begegnen, vor allem, seit ich ihr gezeigt habe, wie sie die Sequenzen, die ihr helfen, bei sich selbst durchführen kann.

Wenden wir uns nun einem weniger dramatischen Beispiel zu, um zu zeigen, wie die PBA helfen kann, gegen eine in einer bestimmten Situation auftretende Emotion anzugehen, die uns massiv behindern kann, nämlich: Lampenfieber oder Prüfungsangst.

Zum Beispiel Virginia

Virginia ist vierundzwanzig Jahre alt und versucht zum vierzehnten Mal (!), die Führerscheinprüfung zu bestehen. Beim Üben mit dem Fahrlehrer klappt alles einwandfrei. Er kann ihr nur immer sagen, dass sie alles richtig mache und dass man meinen könne, sie fahre bereits seit vielen Jahren Auto. Und dennoch, am Tag der Prüfung, wenn sie sich dem Prüfer gegenübersieht, vergisst sie alles, was sie gelernt hat. Ihr Herz rast, sie bricht in Schweiß aus, sie weiß nicht mehr, wo sie sich befindet, sie kann nicht mehr klar sehen und ihr ist schlecht. Selbstverständlich fährt sie auch diesmal wieder an einem Stoppschild vorbei oder biegt *gegen* die

Fahrtrichtung in eine Einbahnstraße ein … Es endet unweigerlich mit einem Fehlschlag, sie muss die Prüfung wiederholen. Inzwischen blickt sie auf dreizehn Fehlschläge zurück.

Dabei braucht Virginia ihren Führerschein wirklich dringend; sie hat eine kaufmännische Ausbildung absolviert, alle Prüfungen bestanden, findet jedoch keine Anstellung, denn in ihrer Branche ist die Fahrerlaubnis unbedingt erforderlich. So steht es auch in sämtlichen Stellenanzeigen. Sie weiß, dass sie ohne Führerschein keine Stelle finden wird. Ihre berufliche Zukunft hängt somit davon ab, ob sie es schafft, dieses Dokument zu bekommen. Aber je deutlicher ihr dies wurde, je eindringlicher sie es sich selbst sagte, umso höher wurde der Druck … und sie machte am Tag der Prüfung wieder Fehler und fiel durch. So ging das nun schon ein ganzes Jahr.

Und da *ein* Unglück selten allein kommt, entwickelte sich parallel dazu auch noch ein Beziehungsproblem, da ihr Partner ihre vergeblichen Versuche finanzierte und mittlerweile das Gefühl hat, dass sie nicht genügend Entschlossenheit zeigt und sich nicht in der Hand hat; vielleicht fragt er sich sogar, ob sie die Prüfung gar nicht bestehen *will*.

Sie kam auf Empfehlung einer Freundin als aussichtsloser Fall in meine Praxis, ohne allzu viel Hoffnung: Sie hatte bereits alles probiert, Homöopathie ebenso wie Betablocker (ein Medikament, das bei Bluthochdruck den Herzschlag verlangsamt und das manche Mediziner auch bei Stress für das geeignete Mittel halten). Nichts hatte zum Erfolg geführt.

Ich konzentrierte mich auf ihren Pulsschlag, aus dem ich auf ihren emotionalen Zustand schließen konnte. Ich stellte ihr Gleichgewicht mithilfe einiger Punktesequenzen der PBA wieder her, wobei ich eine Reihenfolge einhielt, die ich später genau erläutern werde.

Dann zeigte ich ihr drei Punktesequenzen, die sie bei sich selbst durchführen sollte: Die erste gegen die Panik, die zweite zur Unterstützung jeder Form des Ausdrucks und die dritte zur Wiederherstellung des allgemeinen Gleichgewichts. Ich riet ihr, diese am Morgen der Prüfung sofort nach dem Aufstehen durchzuführen und sie während des Tages mehrmals zu wiederholen, zum letzten Mal unmittelbar vor Beginn der Prüfung.

Einige Tage darauf erreichte mich der Telefonanruf einer erleichterten und triumphierenden Virginia: Sie hatte ihre größte Hürde endlich genommen. Sie berichtete mir, dass sie zu keinem Zeitpunkt der Prüfung Angst gehabt habe. An einem Punkte hatte der Prüfer ihr sogar eine Falle gestellt, die sie früher vollständig aus der Fassung gebracht hätte. Diesmal war sie ruhig und gelassen geblieben, sie hatte sich selbst nicht wiedererkannt.

Beispiele wie das von Virginia kommen tagtäglich vor, die Reihe ließe sich beliebig fortsetzen; etwa mit dem Anwalt, der es sich zur Gewohnheit gemacht hat, vor einem besonders schwierigen Plädoyer bestimmte Punktesequenzen zu stimulieren, oder mit dem Schauspieler, der jedes Mal kurz vor seinem Auftritt vom Lampenfieber überwältigt wurde; oder mit dem Studenten, der vor jeder schriftlichen oder mündlichen Prüfung wie gelähmt war. All diese Menschen haben von der Psycho-Bio-Akupressur profitiert. Dank der Punktesequenzen, die ich bei meinen Patienten einsetze, vor allem aber dadurch, dass ich ihnen zeige, wie sie diese bei sich selbst durchführen können, lassen sich die Emotionen, die uns das Leben schwer machen und die wir immer wieder durchleben, schnell und effektiv unter Kontrolle bringen.

Darüber hinaus hilft die PBA dabei, negative Emotionen, die chronisch zu werden drohen oder es bereits sind, ebenfalls in den Griff zu bekommen. Dies möchte ich am Beispiel von Jacques veranschaulichen.

Zum Beispiel Jacques

Jacques befand sich in einer sehr schwierigen persönlichen Situation. Seine berufliche Position hatte es erforderlich gemacht, dass er für zwei Jahre ins Ausland ging, während seine Familie zurückbleiben musste, weil die Kinder ihre Schullaufbahn nicht unterbrechen sollten. Hinzu kam, dass seine berufstätige Frau keine unbezahlte Freistellung erhielt. Damit war er gezwungenermaßen Strohwitwer, was nichts anderes bedeutete, als dass er nach Feierabend völlig allein war. Es boten sich nicht sehr viele Gelegenheiten auszugehen und er hatte auch nicht wirklich Lust dazu (er war kein „flatterhafter" Charakter), und so verbrachte er seine Abende freudlos zwischen Fernseher und Whiskyflasche, einem gefährlichen Trostspender; von den Wochenenden wollen wir gar nicht reden. Er war einsam und langweilte sich.

Als er in meine Praxis kam, stand er an der Schwelle zur Depression und ich setzte bei ihm sofort die Kombination der Sequenzen gegen Depression ein. Daraufhin fühlte er sich einige Wochen lang recht gut. Da sich an seiner Situation jedoch nichts änderte, war klar, dass dieselben Ursachen weiterhin dieselbe Wirkung haben würden, und er erlitt sehr schnell einen Rückschlag. Da er sich nicht entschließen konnte, dem Rat seines Arztes zu folgen und ein Antidepressivum einzunehmen, kam er erneut zu mir.

Wohl wissend, dass meine Behandlung angesichts einer Situation, die sich noch lange hinziehen würde, nur punktuell wirken konnte, riet ich ihm, einen meiner Workshops zu besuchen und die Sequenzen selbst zu erlernen, um sich damit Schritt für Schritt von seiner Neigung zur Depression zu befreien.

Als ich ihn einen Monat später wiedersah, erzählte er mir die folgende Geschichte:

„Am Ende des Workshops ging es mir sehr gut; ich war jedoch noch nicht vollständig von der Wirksamkeit der PBA überzeugt. Außerdem hatte ich Ihren Rat vernachlässigt, die Sequenzen *jeden Tag* anzuwenden.

Zwei Wochen später hatte ich meinen Vorgesetzten zu mir eingeladen. Ich hatte zwar keine große Lust dazu, konnte die Einladung aber nicht mehr hinauszögern. Da kam mir der Gedanke, einige der Sequenzen auszuprobieren, die ich bei Ihnen gelernt hatte, vor allem die gegen Depression. Zu meiner großen Überraschung erlebte ich nicht nur einen viel angenehmeren Abend, als ich es je erwartet hätte – ich war sogar richtig entspannt, fast heiter, und dazu kam noch, dass die Wirkung anhielt: Den ganzen darauffolgenden Tag hatte ich eine Energie, wie ich es lange nicht erlebt hatte. Ich war positiv eingestellt, arbeitete effizient und war weniger niedergeschlagen. Inzwischen habe ich verstanden, wie ich mir selbst helfen kann, und ich habe es zu meinem Ritual gemacht, jeden Morgen ‚meine‘ Sequenzen durchzuführen."

Sicher, die Situation von Jacques hat sich nicht verändert, er wird seine Familie erst in einem Jahr wiedersehen. Für die verbleibende Zeit hat er jedoch eine Möglichkeit, die ihm durchzuhalten hilft; er ist dem Dunstkreis der Depression entkommen.

Zuletzt noch ein Beispiel dafür, wie die PBA auch Kindern und sogar Babys helfen kann. Den Beweis hierfür liefert Kevin:

Kevin war acht Monate alt und schlief seit seiner Geburt nicht. Die ganze Familie war am Ende, die Eltern standen kurz vor der Trennung. Sie trugen Kevin Nacht für Nacht abwechselnd umher, er schlief nur an der Schulter von Vater oder Mutter ein; sobald er jedoch abgelegt wurde, begann die Schreierei erneut.

Nichts half. Man versuchte es damit, ihn schreien zu lassen, in der Hoffnung, dass er aus Erschöpfung irgendwann einschlafen würde, weil einige gute Seelen – einschließlich des Kinderarztes – den Eltern einzureden versuchten, dass er nur aus Launenhaftigkeit schrie … Das ständige Weinen machte jedoch alles nur noch schlimmer, der arme Kleine schrie, bis er rot anlief, er war verstört, schwitze, war kurz vor dem Erbrechen … Aber an Schlaf war nicht zu denken.

Auch die Homöopathie zeigte keinerlei Wirkung. Allein bestimmte Medikamente brachten Erleichterung. Die Eltern hatten sich jedoch trotz ihrer Erschöpfung ein gewisses Maß an Vernunft bewahrt und gaben sich nicht mit dieser Scheinlösung zufrieden.

Als sie Kevin zu mir brachten, fragte ich als Erstes nach dem Verlauf der Schwangerschaft und der Geburt. Kevins Mutter hatte ihr erstes Kind im siebten Schwangerschaftsmonat verloren. Die zweite Schwangerschaft mit Kevin war daher von der ständigen Angst vor einer weiteren Fehlgeburt überschattet gewesen. Diese Angst war so übermächtig gewesen, dass die werdende Mutter frühzeitig aufhören musste zu arbeiten und ihr Gynäkologe sie als „Risikoschwangerschaft" einstufte.

Die Entbindung war eine „Katastrophe". Acht Tage nach dem errechneten Geburtstermin hatte sich Kevin noch nicht gedreht; noch schlimmer war, dass es Anzeichen für eine Überalterung der Plazenta gab, sodass die Geburt eingeleitet werden musste. Die Wehen waren lang und kräftezehrend. Die Periduralanästhesie wirkte nur zur Hälfte und die Geburtszange kam zu Einsatz. Man hätte meinen könnten – so drückte die Mutter es aus –, dass er nicht geboren werden wollte. (Tatsache ist aber, dass ich jede Woche mindestens einen solchen Fall zu sehen bekomme.)

Dieses Baby war also vollkommen verängstigt. Im Mutterleib hatte es die ganze Angst seiner Mutter miterlebt. Als sich dann die Geburt immer weiter hinzog, nahm es wieder ihre Angst wahr, es zu verlieren. Und schließlich erlebte es die aggressive Gewalt der Geburtszange. Unter diesen Umständen verwundert es nicht, dass Kevin nicht schlafen konnte.

Hierbei darf nicht vergessen werden, dass es eine der größten Ängste unserer frühen Vorfahren war, im Schlaf angegriffen zu werden. Und dass diese Angst im primitivsten Teil unseres Gehirns, dem sogenannten „Reptilienhirn", das alle Erinnerungen der Menschheit seit ihren Anfängen bewahrt, fest eingraviert ist. Bei Angst besteht deshalb der erste Reflex darin, wach zu bleiben. Für unser Unterbewusstsein bedeutet Schlafen potenziell Gefahr, weil wir dann die Kontrolle über unsere Umgebung verlieren.

Nicht umsonst spricht man vom Schlaf als dem „kleinen Bruder des Todes", von einem Zustand also, der Angst macht, weil er sich, ebenso wie eine Krankheit, unserem bewussten Einfluss entzieht; aus demselben Grund weckt auch die Liebe bei vielen Menschen Ängste, denn wenn wir uns verlieben, haben wir keine Kontrolle mehr über das, was da mit uns passiert; und welche Angst eine Schwangerschaft auslösen kann, die uns unsere Ohnmacht diesem neuen Leben gegenüber vor Augen führt, haben viele Frauen gewissermaßen „am eigenen Leib" erfahren.

Wie ich Kevin mit PBA half

Kevin befand sich ganz offensichtlich in einem Zustand der Panik, also konnte er nicht schlafen. Ich wandte bei ihm diejenigen Punktesequenzen der PBA an, die die *Panik* regulieren, außerdem die Sequenzen gegen *Schock* und die, die energetischen Zentren wieder aufladen. Vorsichtshalber nahm ich noch die Sequenz zum Lösen von Koliken hinzu, denn bei Kindern „verkörpert" sich Angst häufig in Form von Bauchschmerzen.

Am Abend dieses Tages und in der Nacht schlief Kevin den Schlaf der Gerechten. Am nächsten Tag riefen mich die Eltern in meiner Praxis an und fragten, ob ich vielleicht ein Zauberer sei … Das bin ich natürlich nicht. Im Grunde genommen ist es nämlich sehr einfach, vorausgesetzt, man verfügt über ein wenig gesunden Menschenverstand, man versteht, was sich abspielt, und kennt die Punktesequenzen der PBA, mit denen das Problem sich lösen lässt.

Ist man wachsam und setzt die PBA bereits bei den ersten Anzeichen eines Problems konsequent ein, so lässt sich eine Verschlimmerung häufig *vermeiden*. Natürlich hilft die PBA bei akuten, schmerzhaften Ereignissen, die schwierig zu bewältigen sind, aber es wäre falsch, sie auf diese Anwendungsmöglichkeiten zu beschränken. Wird sie präventiv angewandt, so lässt sich damit häufig *verhindern*, dass eine Störung sich einnistet oder gar auf eine andere Ebene übertragen wird; wir dürfen nämlich nicht vergessen, dass jede längerfristige psychische oder emotionale Störung sich irgendwann als Krankheit „somatisiert", das heißt: im Körper zum Ausdruck kommt. Damit erklärt sich auch der tiefere Sinn des Begriffs „Psycho-Bio-Akupressur". Wie bereits erwähnt, wirkt sich eine Störung in unserer Psyche nicht nur auf unseren Geist, sondern auch auf das Funktionieren unserer Organe aus. Glücklicherweise ermöglicht uns die „Akupressur der fünf Punkte", wieder die Kontrolle über die Situation zu übernehmen, und je eher sie zum Einsatz kommt, desto besser. In Bezug auf Krankheiten sollten wir uns die Einstellung der Heilkunst des Fernen Ostens zu eigen machen, die viel stärker auf Vorbeugung als auf Heilung ausgerichtet ist.

Mich bezeichnen viele aufgrund meines Lebensrhythmus als Einsiedler, denn während der Woche bin ich von morgens 8 Uhr bis abends 20 Uhr in meiner Praxis, samstags von 8 bis 13 Uhr. Am Morgen erwache ich mit meiner Umgebung etwa um 4 Uhr und widme mich dann etwa der Arbeit an einem solchen Buch oder ähnlichen Aufgaben. Von Samstagnachmittag bis Sonntagabend bin ich dann für meine Familie da. Ich kann Ihnen versichern, dass ich mich viel jünger fühle als noch vor zehn Jahren.

Wirkungsweise

Wie lässt sich die Wirkungsweise der Psycho-Bio-Akupressur genauer erklären? – Zunächst möchte ich kurz auf den Begriff „Lebensenergie" eingehen.

Durch die gesamte Menschheitsgeschichte hindurch haben alle Kulturen auf der ganzen Welt stets die Existenz einer universellen Energie anerkannt, einer Kraft, die im gesamten Universum und ebenso im menschlichen Körper gegenwärtig ist. In Indien wurde diese Kraft „Prana" genannt, im Fernen Osten „Chi" oder „Qi"; manche schamanistischen Traditionen sprechen von „Chula"; bei den alten Römern findet sich die Bezeichnung „animus".

Diese Lebensenergie ist unsichtbar wie Luft, hat aber dennoch entscheidenden Einfluss auf unsere Gesundheit und unser Wohlbefinden. Sie ist darüber hinaus nicht nur für unsere physische Gesundheit und unser Weiterleben verantwortlich, sondern auch für unser psychisches und emotionales Gleichgewicht: Befindet sich unsere Lebensenergie im Gleichgewicht und kann sie ungehindert fließen, so ist auch unsere körperliche Gesundheit gut. Ist sie hingegen blockiert oder aus dem Gleichgewicht, so führt dies zu Störungen, aus denen sich in der Regel Krankheiten entwickeln.

Die gesamte Materie, wie „dicht", massiv oder fest sie auch erscheinen mag, besteht aus Energie, aus Atomen, Protonen und Elektronen, und dieses ganze „schwingende" Universum weist verschiedene Sequenzen auf. Wir leben im elektromagnetischen Feld der Erde, umgeben von lauter Wellen, angefangen von den Niedrigfrequenzen des Radios am einen Ende des Spektrums bis hin zu den kosmischen Strahlen hoher Frequenz am anderen Ende. Alles im Universum besteht aus Energie, die sich verdichtet und auf einer niedrigeren Frequenz schwingt, wenn sie zu Materie wird.

Wir Menschen sind demnach auch energetische Phänomene. Unsere Lebensenergie erstrahlt um unseren Körper herum – sie kann sogar sichtbar gemacht werden, manche nennen sie „Aura"; und sie tritt an den energetischen Zentren, den Chakren, in unseren Körper ein und aus; innerhalb des Körpers fließt sie in Energiekanälen, den „Nadis" oder „Meridianen". Gesundheitliche Probleme treten immer dann auf, wenn die Energie „verschmutzt" ist oder wenn sie zu stark oder zu wenig stimuliert wird. Befinden sich die verschiedenen Energielevel in unserem Körper und um ihn herum im Gleichgewicht, so sind wir bei guter Gesundheit. Die Wirkung einer der ältesten Heilmethoden, der Akupunktur, beruht darauf, dass feine Nadeln auf bestimmte Punkte am Körper gesetzt werden und so den Energiestrom in den Meridianen regulieren.

Die alten Chinesen gingen von zwei einander ergänzenden Energien aus – Yin und Yang –, die zusammen das Chi, also die Lebensenergie, bilden. Es gibt Yin-Organe, wie zum Beispiel die Leber, und Yang-Organe, etwa den Magen. Ebenso existieren sechs Yin-Meridiane und sechs Yang-Meridiane. Entlang dieser Meridiane liegen jeweils dreihundertfünfundsechzig Akupunkturpunkte, an denen sich die Lebensenergie konzentriert. Setzt man genau an diesen Punkten Akupunkturnadeln in die Haut, so lässt sich dadurch der Energiestrom in den jeweiligen Meridianen reduzieren oder stimulieren; auch die *Qualität* der Energie, die in die Organe fließt, lässt sich damit beeinflussen und die *Funktion* dieser Organe lässt sich verbessern.

Für Skeptiker sei hier die folgende Information eingefügt: Die Existenz dieser viel zitierten Meridiane, die ohne anatomische Grundlage zu funktionieren scheinen, konnte kürzlich an den Körpern meditierender Yogis sichtbar gemacht werden, indem unterschiedliche Betastrahlen auf ihrer Bahn aufgezeichnet wurden.

Die Psycho-Bio-Akupressur entstand zunächst auf der Basis einer Akupunkturmethode, die ebenfalls mit fünf Punkten arbeitet und in verschiedenen Ländern gelehrt wird, etwa in Australien und auch in Frankreich, wo Dr. Patrick Véret als einer der Wegbereiter erwähnt werden muss. (Nähere Informationen darüber am Ende dieses Buches)

Die Ursprungsidee war, nicht mit einzelnen Akupunkturpunkten separat zu arbeiten, sondern fünf Punkte gleichzeitig zu stimulieren: Dadurch werden im Körper Energiekreisläufe aktiviert, in denen eine ganz spezifische Energie fließt, die sich aus der ursprünglich in den Meridianen fließenden Energie ableitet. Wir arbeiten also nicht mehr mit der Energie eines einzelnen Akupunkturpunktes, sondern mit der ganz spezifischen Energie, die in dem mit fünf Punkten gleichzeitig aktivierten Kreislauf fließt. Jedes Problem hat somit seine Entsprechung in einem spezifischen, mit der Sequenz von fünf ganz bestimmten Punkten aktivierten Energiekreislauf.

Vor mehr als fünfzehn Jahren absolvierte ich eine kurze Ausbildung zu diesen Sequenzen auf der Basis von fünf Punkten und probierte dies anschließend in meiner Praxis aus. Die Ergebnisse, die ich damit erzielte, waren enttäuschend und überraschend zugleich. Wie ich es gelernt hatte, versuchte ich die Energiekreisläufe gegen Bluthochdruck, bei Erkältungen oder bei Ischiasschmerzen einzusetzen. Beim nächsten Termin hatte sich das körperliche Befinden meiner Patienten jedoch kaum verbessert – daher meine Enttäuschung, die ich auch sofort ansprach. Die Überraschung für mich bestand darin, dass die Reaktionen meiner Patienten völlig anders ausfielen, als ich erwartet hätte, nämlich etwa so: „Mein Ischiasschmerz / Mein Schnupfen / Mein Knie ist nicht besser geworden. Aber seit Sie bei mir diese fünf Punkte stimuliert haben, geht es mir *psychisch* unglaublich gut! Ich fühle mich weniger gestresst, viel gelassener. Es ist wirklich erstaunlich …"

Diese einhelligen Aussagen weckten meine Aufmerksamkeit. Die Sequenzen mussten eine unvorhergesehene psychologische Wirkung haben. Ich dachte lange darüber nach, versuchte, den Grund dafür zu verstehen, erprobte daraufhin vorsichtig viele weitere Sequenzen und dank meiner Ausdauer und genauen Beobachtung wurden mir die Zusammenhänge immer klarer. Schließlich verstand ich, was da geschah. Ich will versuchen, es mit meinen Worten zu erklären:

Beginnen wir mir einem einfachen Vergleich. Unser Gehirn und, davon abhängig, unser Körper funktionieren in gewisser Hinsicht wie ein Computer. Ist mein Computer nicht ans Stromnetz angeschlossen oder ist sein Akku defekt, so funktionieren bestimmte Programme nicht mehr. Dasselbe gilt für unser Gehirn: Wird es nicht mehr ausreichend versorgt, funktionieren bestimmte Programme nicht mehr und wir sind nicht in der Lage, bestimmte Situationen zu bewältigen, mit denen uns das Leben konfrontiert.

Das Problem dabei ist, dass die Energie, die zu unserem Gehirn fließt und es nährt, sich zu einem großen Teil aus unseren Gedanken ableitet, denn unsere Gedanken sind Energie. Diesen Zusammenhang gilt es sich klar zu machen.

Natürlich erhalten wir auch Energie aus unserem Stoffwechsel – hier sind die *Spurenelemente* besonders wichtig für unser reibungsloses „Funktionieren" – und, wie wir bereits gesehen haben, ebenso aus unserer Umgebung, aus dem Kosmos und von der Erde; die Energien, die „Störungen" in unserem Gehirn verursachen, werden jedoch in der Hauptsache von unseren Gedanken produziert.

Jeder von uns ist doch in der Lage, genau wahrzunehmen, ob sein Gesprächspartner beispielsweise wütend oder schlecht gelaunt ist, und zwar selbst dann, wenn dieser es zu verbergen sucht; das ist Beleg genug dafür, dass unsere Gedanken Energie sind, denn dies ist nur möglich, weil wir die *Energie* wahrnehmen, die der andere verströmt, die Energie seiner Gedanken. Aber auch im umgekehrten Fall, also wenn die andere Person glücklich oder vielleicht verliebt ist, spüren wir dies, denn auch die Liebe ist eine Energie – und was für eine!

Belasten wir unser Gehirn also mit negativer Ladung, so sinkt sozusagen seine „Ladung" und wir sind nicht mehr oder mehr schlecht als recht in der Lage, Probleme oder Belastungen zu bewältigen, denen wir begegnen.

Je mehr negative Ladung wir uns zuführen, umso stärker beeinträchtigen wir unsere Funktionsfähigkeit, und zwar bis zu einem bestimmten Punkt, an dem sozusagen der Schalter umkippt und andere energetische Systeme aktiviert werden – etwa Depression oder Panik. Möglich ist auch, dass das Geschehen so heftig ist, dass gewissermaßen einige „Sicherungen durchbrennen"; das kann in unserem Energiesystem „Narben" hinterlassen, die uns dauerhaft beeinträchtigen.

Dasselbe passiert, wenn bei Ihnen zu Hause aufgrund einer Überlastung der Stromversorgung Sicherungen durchbrennen; werden diese nicht ersetzt, so wird ein Teil des Hauses lahmgelegt oder im Dunkeln sein; bestimmte elektrische Geräte funktionieren nicht mehr – und zwar so lange, bis Sie den Stromkreis wieder in Ordnung gebracht und die defekten Sicherungen ausgetauscht haben. Werden diese aber erst nach zwanzig Jahren ausgetauscht, so funktioniert die Elektrik des ganzen Hauses zwanzig Jahre lang nicht richtig. Genau dasselbe geschieht mit unserem Gehirn.

Solche Funktionsstörungen sind jedoch kein unabänderliches Schicksal: Wir können sie beheben und unsere Energien wieder in Ordnung bringen! Dazu müssen wir lediglich spezifische Energiekreisläufe aktivieren, basierend auf jeweils fünf Akupunkturpunkten, durch die die „Gegenspieler" derjenigen Energien fließen, die wir „ausschalten" wollen. *Innerhalb weniger Minuten fließt die Energie dann wieder normal und die Erleichterung ist unmittelbar zu spüren.* Wie bereits erwähnt, ist dies sogar ohne Schmerzen möglich, denn die Quelle schädlicher Energie lässt sich ganz einfach „ausschalten", indem wir der Akupressur den Vorzug vor den Nadeln geben – schmerzfrei und genauso effektiv.

Die Einmaligkeit der hier vorgestellten Methode hat ihren Ursprung darin, dass ich nach einer Möglichkeit suchte, Akupunkturnadeln zu vermeiden, denn diese sind – vor allem bei der Behandlung von Kindern – oft schwierig zu handhaben und manchmal durchaus schmerzhaft; ich habe sie durch festen Druck auf die fünf Akupunkturpunkte ersetzt. Gleichzeitig habe ich aus der Vielzahl der vorhandenen Punktesequenzen etwa zwanzig ausgewählt, die mir am nützlichsten erschienen und den engsten Bezug zu unserer Psyche aufwiesen. Mit zunehmender Erfahrung habe ich diese im Laufe von fünfzehn Jahren immer wieder abgewandelt und modifiziert, bis ich mit den Ergebnissen vollständig zufrieden war. Zum Schluss habe ich sie zu sehr präzisen Kombinationen zusammengestellt. Jede Kombination zielt genau auf *eine* bestimmte psychologische Problematik, die gelöst, überwunden oder ins Gleichgewicht gebracht werden soll.

Entstehung

Die Idee, mit *Akupressur* zu arbeiten, kam mir, wie so oft, bei einer persönlichen Begegnung. Zunächst arbeitete ich ausschließlich mit Akupunkturnadeln, denn darin war ich ausgebildet. Einige Punkte reagierten jedoch immer schmerzhaft, und da – wie bereits erwähnt – Gedanken und Empfindungen Energie sind, bestand die Gefahr, dass das Empfinden von Schmerz die Wirksamkeit des jeweils stimulierten Kreislaufs beeinträchtigte. Außerdem wollte ich gerne mit Kindern und auch mit Babys arbeiten, bei denen die Akupunktur aus offensichtlichen Gründen nicht infrage kommt.

Eines Tages sprach ich mit einem Händler für Akupunturnadeln im chinesischen Viertel von Sydney, wo ich damals meine Praxis hatte, über dieses Anliegen. Der Händler gab mir daraufhin eine Schachtel mit kleinen selbstklebenden Blättchen, in denen winzig kleine Kügelchen eingeschlossen waren; manche Chinesen benutzen sie zur Selbstbehandlung, etwa bei Migräne, indem sie damit bestimmte Punkte aktivieren. Der Händler gab mir zu verstehen, dass es kein Fehler sein könne, es einmal damit zu probieren.

Ich probierte es tatsächlich, allerdings zunächst ohne Überzeugung. Aber zu meiner großen Verblüffung funktionierte es … In der Folge verstand ich auch, *warum* die „Aufkleber" funktionierten. Dazu muss man wissen, dass man auf zwei verschiedene Arten auf einen Akupunkturpunkt einwirken kann: Man kann zum einen seine Energie stimulieren, dann spricht man von Tonisieren; man kann aber auch das Gegenteil tun, nämlich seine überschüssige Energie reduzieren, ihn „beruhigen"; dann spricht man von Sedieren. Will man einen Punkt anregen, so dreht man eine gesetzte Akupunkturnadel *im Uhrzeigersinn* oder man benutzt eine *goldene* Nadel; will man die Energie an einem Punkt sedieren, so dreht man die Nadel *gegen* den Uhrzeigersinn oder setzt eine *silberne* Nadel.

Anregen lassen sich Akupunkturpunkte allerdings auch mit Hitze – im Fernen Osten erhitzt man die Punkte mit glühenden Beifußstäbchen, „Moxas" genannt; diese Wirkung lässt sich auch mit Licht, genauer: mit Glasfasern, erzielen – oder aber mit Druck! Der Vorschlag des Händlers, mit den kleinen Aufklebern zu arbeiten, zielte genau in diese Richtung, denn ihre Wirkung beruht ebenfalls auf Druck.

Bei der Methode, die uns interessiert, war das Ziel, fünf Punkte gleichzeitig zu stimulieren; Sedieren war nicht erwünscht. Die Aufkleber waren also perfekt geeignet, denn auch das Hindernis in Form von Schmerz war damit ausgeschaltet.

In der Folgezeit konnte ich also in aller Ruhe auch Babys und Kleinkinder erfolgreich behandeln – bis zu dem Tag, an dem mir eine Patientin gegenübersaß, deren Baby ich erfolgreich behandelt hatte und die nun für sich selbst Hilfe suchte. Allerdings litt sie unter einer Nadelphobie, und da sie wusste, dass ich bei der Behandlung von Erwachsenen mit Nadeln arbeitete, hatte sie große Zweifel, ob ich ihr würde helfen können.

Zu dieser Zeit benutzte ich für die Behandlung von Erwachsenen tatsächlich immer noch Nadeln; ich war davon überzeugt, dass sie letztlich doch effektiver seien und dass die Aufkleber bei Kindern nur deshalb so gut wirkten, weil

Kinder empfänglicher und vertrauensvoller waren, weil sie die Dinge weniger hinterfragten.

Mit der Bitte dieser Patientin konfrontiert, wagte ich bei ihr einen Versuch mit Aufklebern. Und es funktionierte auch in diesem Fall! Daraufhin benutzte ich viele Jahre lang nur noch die Aufkleber, bei Kindern ebenso wie bei Erwachsenen, und immer mit dem gleichen Erfolg.

Eines Tages geriet ich schließlich auf einer Auslandsreise in die Situation, einer Person helfen zu müssen, die schwer depressiv war. Es handelte sich um eine Bekannte meiner Freunde, bei denen ich an diesem Tag zu Gast war und die von den positiven Ergebnissen meiner Arbeit wussten. Ich befand mich in einer unangenehmen Lage: Mir war klar, dass sie hofften, ich würde ihrer Freundin helfen; ich hatte jedoch meine Aufkleber nicht zur Hand und fühlte mich ziemlich hilflos. Was sollte ich tun?

Ich fragte mich: Würde es genügen, die fünf Punkte, die ich üblicherweise mit den Aufklebern stimulierte, nur manuell zu aktivieren? Würde der entsprechende Energiekreislauf sich auch so aktivieren lassen? Ich hatte es noch nie zuvor probiert, fühlte mich aber verpflichtet, irgendetwas zu versuchen, schon wegen der Freundschaft mit meinen Gastgebern, aber auch aufgrund meines Mitgefühls für die betroffene Person.

Da ich wusste, dass die Aufkleber durch Druck wirkten, wagte ich (ohne große Hoffnung) den Versuch, die fünf Punkte, die ich sonst mit den Aufklebern stimulierte, nur durch festen manuellen Druck zu aktivieren … Das Ergebnis war überwältigend: Die Wirkung trat viel schneller ein als bei den Aufklebern, sozusagen unmittelbar! Innerhalb weniger Minuten fühlte sich die junge Frau von dem belastenden „Gewicht" auf ihrer Brust befreit …

Damit war die Psycho-Bio-Akupressur geboren. Und da es sich um eine sehr einfache Methode handelt, habe ich auch ihren Namen vereinfacht, indem ich ihn auf die drei Anfangsbuchstaben reduziert habe: PBA.

Schritt für Schritt entwickelten sich meine Gedanken dazu weiter. Manchmal gehe ich sehr langsam vor, denn damit vermeide ich das, was der berühmte Psychiater C. G. Jung als „geistige Inflation" bezeichnet hat. Irgendwann sagte ich mir, dass – wenn weder Nadeln noch Aufkleber nötig waren – *jeder* Mensch lernen konnte, das zu praktizieren, was ich tat. Die Konsequenz daraus ergab sich von selbst: Ich begann, meinen Patienten beizubringen, die Punkte bei sich selbst zu aktivieren. Schließlich unterrichtete ich in Workshops und gab kostenlose Fortbildungen und kam schließlich angesichts des Erfolgs dieser

Maßnahmen auf die Idee, dieses Buch zu schreiben, um die Technik einer noch größeren Zahl von Menschen zugänglich zu machen.

Die PBA verfügt über Punktesequenzen, mit deren Hilfe sich negative Energien wie Depression, Panik, Überempfindlichkeit, negatives Denken und Zwangsverhalten auflösen lassen. Durch andere Sequenzen lassen sich sämtliche Energiezentren des Körpers wieder mit positiver Energie aufladen; sogar die Narben, die dramatische Ereignisse unseres Lebens in unserem Energiesystem hinterlassen haben, lassen sich damit entfernen. Es genügt, diese Punktesequenzen in einer spezifischen Reihenfolge zu kombinieren – und innerhalb weniger Augenblicke sind wir dank solcher Kombinationen in der Lage, eine Situation zu meistern, die uns um ein Haar nachhaltig aus dem Gleichgewicht gebracht hätte.

So, wie Virginia vor ihrer Fahrprüfung, kann jeder von Ihnen diese Sequenzen anwenden. Nur wenn wir ständig darauf achten, dass unser Energiesystem im Gleichgewicht ist, befinden wir uns in Harmonie mit uns selbst; mithilfe der PBA können wir selbst dafür sorgen.

Ich persönlich habe die Harmonisierung meiner Energien zu einem Teil meines Morgenrituals gemacht, ebenso wie Rasieren und Zähneputzen, und ich fühle mich sehr wohl damit. Diejenigen meiner Patienten, die ebenso disziplíniert sind (– „Disziplin" ist allerdings eigentlich ein viel zu großes Wort für etwas, was höchstens 10 Minuten in Anspruch nimmt), bestätigen mir dies.

Natürlich gilt es auch, alles zu tun, um die so wiedergewonnene Energie zu erhalten. Davon handelt das nächste Kapitel.

Wir haben bereits festgestellt, dass es wichtig ist zu lernen, wie wir unsere Energien wieder ins Gleichgewicht bringen können; nicht weniger wichtig ist es, zu wissen, wie wir dieses Gleichgewicht aufrechterhalten können. Gemäß der These zu Beginn dieses Buches, dass der größte Teil unserer Lebensenergie aus unseren Gedanken und Empfindungen stammt, müssen wir lernen, diese zu steuern und zu kontrollieren. Gelingt uns dies nicht, so geht uns – wie bei dem berühmten „Fass ohne Boden" – alles wieder verloren, was wir erreicht haben.

Um unsere Gedanken, Gefühle und Empfindungen im Griff zu behalten, sollten wir einige grundlegende Regeln beachten, da wir sonst eine Frustration oder unangenehme Situation nach der anderen riskieren. Ich habe sie die „fünf goldenen Regeln" genannt. Ich habe damit nichts Neues erfunden, sondern versuche nur, ein Wissen wiederzuerwecken, das in uns allen schlummert. Einer meiner Freunde hat es so ausgedrückt: „Es geht auch *ohne* Worte, aber wenn man es ausspricht, geht es leichter."

Hier sind nun diese fünf Regeln, die sich – glauben Sie mir – leichter aussprechen als umsetzen lassen:

- Stress vermeiden
- Sich nicht festbeißen, nicht in etwas hineinsteigern
- Unberechtigte Schuldzuweisungen zurückweisen
- Sich gegen negative Menschen schützen
- Im gegenwärtigen Augenblick leben

Regel 1: Stress vermeiden

Sicher haben Sie selbst bereits festgestellt, dass Ihnen alles viel ernster, viel schwerwiegender erscheint, wenn sie nicht gelassen sind, sondern ärgerlich, ängstlich, deprimiert oder desillusioniert. Sind Sie hingegen entspannt, lebensfroh und zuversichtlich, so begegnen Sie demselben Ereignis mit Gleichmut oder zumindest entwickelt sich für Sie kein Drama daraus.

Es ist deshalb sinnvoll zu lernen, eher unbedeutende Probleme nicht zu nahe an sich heranzulassen; das wiederum hängt von unserer geistigen Verfassung im jeweiligen Augenblick ab. Es geht also darum, die Dinge zu relativieren.

Jeder von uns tut dies bewusst oder unbewusst nach einem ganz eigenen, individuellen Rezept. Sind Sie mit dem Ihrigen zufrieden und erscheint es Ihnen effizient genug, dann ändern Sie es auf keinen Fall; denken Sie jedoch daran, es systematisch und bewusst bei der geringsten Unstimmigkeit einzusetzen. Gehen Sie dann zu Regel Nummer 2 weiter.

Sollten Sie *kein* solches Rezept zur Hand haben, so möchte ich Ihnen im Folgenden mein eigenes verraten; es ist vielleicht nicht das beste, es kann aber auch nicht das schlechteste sein, da es mir bei etwa jedem zweiten Fall hilft und ich so die Hälfte meiner Energie spare: Jedes Mal, wenn ich mich ärgere oder Unannehmlichkeiten habe, frage ich mich: „Werde ich mich in fünf Jahren noch daran erinnern?" Wenn die Antwort negativ ausfällt, so stufe ich das Problem in seiner Bedeutung herab. Das heißt nicht, dass ich nicht versuche, eine Lösung dafür zu finden; dies geschieht jedoch nicht unter Stress, nicht unter Verausgabung meiner gesamten Solarplexus-Energie. Ein kleines Beispiel soll dies verdeutlichen:

Beispiel: Autopanne

Nehmen wir an, ich muss verreisen und bleibe auf dem Weg zum Flughafen mit einer Autopanne liegen; es besteht die Gefahr, dass ich meinen Flug verpasse.

Nun habe ich zwei Möglichkeiten:

– Ich kann „explodieren", mich sinnlos aufregen, mein Pech verfluchen, mich in die Opferrolle begeben, gegen die schlecht gewartete Straße wettern …, kurz: Ich kann meine gesamte Energie *verlieren*, ohne dass mich das rechtzeitig zu meinem Flugzeug bringt.

– Oder ich kann mich fragen, ob ich mich wohl in fünf Jahren noch daran erinnern werde, dass ich heute eine Panne hatte und Gefahr lief, mein Flugzeug zu verpassen?

Eins ist klar: Würde ich noch fünf Jahre danach daran denken, dann nur deshalb, weil ich nichts Besseres zu tun hätte; das Problem kann also nicht so schwerwiegend sein, dass es sich lohnen würde, meine Energie daran zu verschwenden. Nach einem solchen Selbstgespräch finde ich meine Ruhe wieder, ich finde Abstand zu der Situation und genau in diesem Augenblick sehe ich einen Bekannten vorbeifahren, den ich anhalte und der mich abschleppt oder nach Hause fährt oder der mich vielleicht sogar rechtzeitig zum Flughafen bringt …! Hätte ich mich aufgeregt, so hätte ich ihn wahrscheinlich gar nicht gesehen oder erst, nachdem er schon an mir vorbeigefahren wäre, also zu spät, um ihn auf mich aufmerksam zu machen.

Hier noch ein kleiner praktischer Hinweis: Machen Sie sich immer die Mühe, das genaue Datum zu nennen, also zum Beispiel: „Werde ich mich am 20. Oktober 2016 noch daran erinnern? Oder am 14. Februar 2018? …" Die Aussage „In fünf Jahren werde ich nicht mehr daran denken" ist dagegen zu vage, zu allgemein, die Formulierung verkommt rasch zur leeren Phrase, auf die das Gehirn nicht mehr reagiert. Man sollte immer alles ganz bewusst tun, nicht automatisch – damit die Wirkung nicht verloren geht.

Diese Technik können wir gut für all die kleinen Ärgernisse einsetzen, die tagtäglich an uns nagen: 5 Minuten zu spät im Kino angekommen, obwohl wir diesen Film doch auf gar keinen Fall verpassen wollten; dann fiel da dieser unangenehme Satz unseres Kollegen; dann war da die schlechte Englischnote unseres Sprösslings; oder es war unmöglich, einen Parkplatz zu finden, dadurch haben wir ein Treffen verpasst … und vieles andere mehr.

Halten Sie Ihre eigene Rückschau und erinnern Sie sich an alles, was Sie seit Beginn dieses Monats unter Stress gesetzt hat. Nun schauen Sie sich *das* genauer an, woran Sie sich noch in fünf Jahren erinnern werden. Sie werden sehen, wie viel Energie Sie bereits vergeudet haben …

Noch einmal: Ziel dieser fünf Regeln oder Rezepte ist es, so viel Energie wie möglich zu sparen, von dieser lebenswichtigen Energie, ohne die unser „Gehirncomputer" nicht richtig funktionieren kann.

Regel 1

Regel Nummer 1 könnte man also auch so formulieren: „Ich lehne es ab, Energie an etwas zu verlieren, an das ich mich in fünf Jahren nicht mehr erinnern werde. Ich trete einen Schritt zurück und regle meine Probleme mit mehr Gelassenheit."

Regel 2: Sich nicht in etwas hineinsteigern

Was machen wir aber mit den Dingen, an die wir uns in fünf Jahren noch erinnern werden? – Hier greift die zweite Regel: Steigern Sie sich nicht zu sehr hinein! Die Erfahrung zeigt nämlich ganz klar, dass sich ein Problem nicht lösen lässt, wenn man sich allzu sehr darauf konzentriert.

Das wohl bekannteste Beispiel dafür ist das junge Paar mit Kinderwunsch, bei dem der Wunsch zur fixen Idee wird. Alle Gynäkologen im Land werden konsultiert, aber kein Kind kündigt sich an. Bei jeder Regelblutung durchlebt die arme Frau dieselbe Enttäuschung, spielt sich dasselbe Drama ab. Nach fünfzehn Jahren beschließt das Paar, ein Kind zu adoptieren – und zwei Monate später ist die Dame schwanger …

Dann gibt es da noch die jungen Mädchen und all die Frauen, die unbedingt abnehmen wollen. Sie essen fast nichts mehr, stellen sich aber mindestens viermal täglich auf die Waage und – verlieren kein einziges Gramm. Dann kommt der nächste Sommer, man fährt mit der Familie in Urlaub, entspannt sich, weil die ganze Disziplin ja doch nichts gebracht hat – Milchshakes, Eisbecher, Kuchen, alles ist wieder erlaubt. Auf dem Heimweg meldet sich dann das schlechte Gewissen: Was wird die Waage wohl zu vermelden haben? Und dann die Überraschung: Sie zeigt *weniger* Gewicht an. Unbegreiflich! Und doch ist es ganz einfach: Im Urlaub hat man sein Gewicht völlig vergessen …

Es genügt ja sogar schon, sich abends zu fragen, ob man wohl gut schlafen wird, um anschließend eine schlaflose Nacht zu verbringen. Und wem von uns ist es noch nicht passiert, dass er als Schüler bei einem Geschichtstest fast verzweifelt ist, weil ihm der Name dieses Generals einfach nicht einfallen wollte – aber sofort nach Verlassen des Klassenzimmers, nachdem der Test geschrieben war, da fiel uns der Name wieder ein!

Fachleute raten deshalb dazu, in einer wichtigen Prüfung keine Zeit mit den Fragen zu verschwenden, die man nicht sofort beantworten kann, sondern zur nächsten Frage überzugehen; zuletzt sollte man dann noch einmal zu dem zurückgehen, was man zunächst nicht lösen konnte, denn nur so hat man eine Chance, doch noch auf die Lösung zu kommen.

Ist es Ihnen nicht auch schon passiert, dass Sie einen Freund getroffen haben, der Ihnen davon berichtete, dass ihm etwas Unglaubliches passiert sei, etwas, mit dem er nicht mehr gerechnet habe … Und es ist ja tatsächlich paradox: Eben *weil* Ihr Freund nicht mehr damit gerechnet hat, weil er *aufgehört* hat, daran zu denken, ist das Unerwartete doch noch eingetreten.

Hier muss man Folgendes verstehen: *Konzentrieren* wir uns stark auf ein bestimmtes Thema oder Problem, so nimmt unser *Denken* daran den ganzen Raum ein und hindert den Rest des Gehirns daran, sich auszudrücken. Keine Erinnerung, keine Intuition, keine Information aus dem Unterbewusstsein stellt sich ein, aus diesem Unbewussten, also aus all den Gehirnbereichen, von denen wir bis jetzt noch nicht einmal genau wissen, wie sie funktionieren. Alles andere ist blockiert, weil unser *Denken* den gesamten Raum für sich beansprucht.

Hat man sich angesichts eines Problems entschieden, dass man sich in fünf Jahren wohl *nicht* mehr daran erinnern wird, so relativiert man es, es verliert an Brisanz und Dringlichkeit. Wird man sich hingegen in fünf Jahren noch daran erinnern, handelt es sich also um ein ernstes oder gar schwerwiegendes Problem, so sollte man sich auf keinen Fall darauf *fixieren*. Wird einem nach einer bestimmten Zeit klar, dass man bei der Suche nach einer Lösung nicht mehr weiterkommt, sondern „sich im Kreis dreht", so sollte man den Mut und den Willen haben, die Sache für ein paar Stunden oder einige Tage (je nach Wichtigkeit) loszulassen, liegen zu lassen und – ganz wichtig – höchstens hin und wieder am Rande daran zu denken, auf keinen Fall jedoch andauernd.

Ich selbst mache abends vor dem Einschlafen meinen Kopf immer leer; häufig schickt mir dann meine Intuition eine Lösung, etwa in Form eines Geistesblitzes direkt nach dem Erwachen; oder mein Unterbewusstsein schickt mir eine Nachricht in Form eines Traums, den ich dann entschlüsseln muss. Verbringe ich hingegen eine schlaflose Nacht, so kann ich sicher sein, dass ich keine Lösung finde. Deshalb sagt der Volksmund, dass man „erst mal eine Nacht darüber schlafen sollte"!

Regel 2

> Die zweite Regel, die man nicht vergessen sollte, lautet also mit anderen Worten: „Ich vermeide es um jeden Preis, mich auf ein Problem zu fixieren, sei es auch noch so ernst."

Des Weiteren sollte man auf jeden Fall vermeiden, über eine unglückliche Erfahrung, die nicht mehr zu ändern ist, immer wieder zu grübeln: Das bringt nichts als Verbitterung … und Erschöpfung.

Regel 3: Verantwortung übernehmen, aber sich nicht Schuld unterschieben lassen

Das Problem mit der Schuld ist, dass wir als Kinder darauf konditioniert wurden: Unser ganzes Universum, unser gesamtes Bildungssystem basiert auf „Schuld" und „Fehlern". Alles wurde so konzipiert, dass wir die beiden Begriffe „Verantwortung" und „Schuld" verwechseln. Dabei geht es ausschließlich um Macht, denn der Besitz der Macht hat den Machthabern durch die gesamte Geschichte hindurch die Fügsamkeit der Massen gesichert.

Sind wir geistig auf unsere *Verantwortlichkeit* ausgerichtet und darauf, Verantwortung zu übernehmen, so befinden wir uns im Einklang mit einer positiven Energie. Geht es jedoch um das Thema Schuld, so erhalten wir eine negative energetische „Ladung".

Erinnern Sie sich doch einmal an ihre Schulzeit: Sie vergaßen im Diktat das „h" in „Weihnachten" – und was markierte die Lehrerin am Heftrand? Fehler! Wir hatten „gefehlt" und meist waren wir uns unserer „Schuld" auch bewusst, denn wenn wir unseren Eltern die schlechte Note „beichteten", fühlten wir uns „schuldbewusst". Und jetzt frage ich Sie: Wollten Sie Ihrer Lehrerin oder gar Ihren Eltern *schaden*? Nein, natürlich nicht. Also handelt es sich hier nicht um einen Fehler im Sinne von Schuld, sondern einfach nur um „Versuch und Irrtum"! Von diesem Tag an jedoch vermischten sich in Ihrem Kopf die Begriffe „Fehler" im Sinne von Irrtum und „Fehlen" (Verfehlung) im Sinne von Schuld.

Ein paar Jahre später lieferten Sie im Kunstunterricht vielleicht eine nicht ganz gelungene Zeichnung ab. Kein Gesetz der Welt schreibt vor, dass Sie künstlerische Fähigkeiten haben *müssen*; was zählt, ist der gute Wille. Nun war also die Tusche vielleicht ein wenig verlaufen, die Striche waren nicht ganz sauber gezogen, die Farben leicht verwischt … Ihr Kunstlehrer gab es Ihnen zurück, versehen mit wütenden Strichen, überzogen mit Rot, der Farbe der Wut: Schlecht! Auch hier frage ich Sie wieder: Wollten Sie mit Ihrer Zeichnung etwa jemandem *schaden*?

Das ganze System basiert auf dem Begriff „Fehler" im Sinne von „Schuld". Stellen Sie sich ein junges Paar vor, das ins Kino geht. Die junge Frau möchte ihrem Mann gefallen und verweilt etwas zu lange im Badezimmer, bei Spiegel und Make-up, und überlegt noch hin und her, welches Kleid sie anziehen soll. Das Ergebnis ist, dass der Film schon begonnen hat, als sie im Kino ankommen. Was macht der junge Mann? Er wendet sich seiner Frau zu und sagt: „Das ist deine Schuld!"

Es ist ganz offensichtlich, dass die Frau für die Verspätung *verantwortlich* ist, weil sie sich ihre Zeit nicht gut einzuteilen wusste – sie ist aber keinesfalls „schuldig". Dieser Schuldbegriff ist tief in uns verankert, er wirkt unterschwellig. Immer dann, wenn Sie sich fragen, ob Sie an etwas „schuld" sind, fragen Sie sich zuerst, ob Sie tatsächlich jemandem *schaden* wollten. Ist die Antwort ein Nein, so weisen Sie die Schuldzuweisung zurück.

Überall um uns herum lauert die Schuldfalle. Ist eins unserer Kinder „schlecht" in der Schule oder hat es psychische Probleme, so ist unsere erste Reaktion, uns selbst zu fragen, was wir falsch gemacht haben könnten oder was wir nicht gesehen haben oder was wir durch unsere Unwissenheit ausgelöst haben – und dann fühlen wir uns schuldig. Dabei vergessen wir, dass unser Schöpfer in seiner unendlichen Weisheit etwas ganz bewusst unterlassen hat: Unsere Kinder kommen ohne „Bedienungsanleitung" auf die Welt. Wir sind gezwungen, mit all unserem guten Willen, aber auch mit all unserer Unerfahrenheit als Eltern zu handeln.

Und wir sind dazu verdammt, Fehler zu machen. Erfahrung sammeln heißt, dass das Kind auch mal „in den Brunnen fallen" muss. Erfahrung sammeln heißt, immer wieder hinfallen, wenn wir Laufen, Radfahren oder Surfen lernen. Versuch und Irrtum sind unumgänglich, nur so können wir lernen. Mit Schuld hat das nichts zu tun. Man wird sich nur dann dessen bewusst, was man ist, wenn man sich dessen bewusst wird, was man *nicht* ist. So formuliert es Neale Donald Walsh in seinem Buch *Gespräche mit Gott*. Nur Versuch plus Irrtum ergibt Erfahrung.

Natürlich stehen wir als Erwachsene in der Verantwortung, wir müssen unsere Verantwortung übernehmen und mit den Folgen unseres Handelns umgehen. Negatives müssen wir reparieren, wiedergutmachen. Wie ich bereits erklärt habe, bedeutet Verantwortung übernehmen, in einer positiven Energie zu stehen. Sich schuldig zu fühlen heißt, negative Energien auf sich zu laden; so wird jeder Versuch der Wiedergutmachung schwierig oder gar unmöglich.

Wir müssen unsere kindliche Seele wiederfinden. Erinnern Sie sich: Sie waren vielleicht vier Jahre alt und hatten ein Glas zerbrochen. Ihre Mutter kam wütend herein. Was haben Sie zu ihr gesagt? Vielleicht: „Ich habe es nicht mit Absicht getan"? Mit vier Jahren kannten Sie bereits den Unterschied zwischen Irrtum und Schuld.

Hat Ihre Mutter Ruhe bewahrt und Ihnen aufgetragen, Schaufel und Besen zu holen und die Scherben aufzufegen, so hat sie Sie an Ihre Verantwortung herangeführt und das war gut so. Hatte sie allerdings sowieso schon einen schlechten Tag oder handelte es sich gar um das letzte Glas aus dem Bestand der Großmutter, an dem sie besonders hing, kurz: verlor sie die Fassung und schimpfte Sie gründlich aus, so hat sich wiederum diese unheilvolle Verwechslung verankert: Sie konnten Irrtum und Schuld nicht mehr auseinanderhalten und steckten in dem Schema fest, aus dem es kein Entrinnen mehr gab.

Regel 3

Regel Nummer 3 lautet also: Fragen Sie sich immer: „Wollte ich wirklich jemandem schaden?" Fällt die Antwort negativ aus, so weisen Sie die Schuld von sich, ohne jedoch die eigene *Verantwortung* zu verweigern.

Regel 4: Sich vor negativen Menschen schützen

Jeder unglückliche oder aggressive Mensch lädt uns mit negativer Energie auf. Jeder von uns hat schon einmal eine Situation wie die folgende erlebt: Wir treffen einen Bekannten, der uns eine Stunde lang in allen Einzelheiten von seinem Unglück berichtet und sich dann mit den Worten verabschiedet: „Es hat mir sehr gut getan, mit dir zu sprechen, ich fühle mich jetzt viel besser." Seltsamerweise fühlen *wir* uns nicht besser, sondern erschöpft oder traurig, denn wir haben die negative Energie unseres Gesprächspartners wie ein Schwamm aufgesogen.

Genauso kann ein *aggressiver* Mensch uns mit negativer Energie belasten, in zweierlei Hinsicht. Wir dürfen nie vergessen, dass wir in einer Welt von „Energievampiren" leben und dass wir unbewusst ununterbrochen auf der Suche nach den Energien anderer Menschen sind, um uns wieder aufzuladen. Genau aus diesem Grund gibt es so viel Mobbing: Derjenige, der andere mobbt, zieht für sich Energie aus der Angst oder Unterwürfigkeit seines Opfers. Dieser Vorgang wurde von James Redfield in seinem Roman *Die Prophezeiungen von Celestine* (1993) perfekt beschrieben.

Wir müssen also unsere Energie schützen. Und dafür müssen wir uns einen energetischen Schutzschirm zulegen. Dazu sind wir tatsächlich in der Lage, denn wir haben bereits darüber gesprochen, dass Gedanken Energie sind und unser Gehirn einem Computer ähnelt. Also können wir unseren Gehirncomputer so „programmieren", dass er uns einen Schutzschirm zur Verfügung stellt, den wir benötigen, um negative Energien von uns fernzu- halten. Gelingt es uns nicht, dieses Programm zu aktivieren, so wird auch nichts geschehen. Denken Sie nur an die Vielzahl der Programme auf der Festplatte Ihres Computers zu Hause oder am Arbeitsplatz: Werden diese nicht angeklickt, dann werden sie auch nicht hochgefahren und aktiviert.

Wir müssen also …

- erstens festlegen, welches Programm wir aktivieren wollen;
- zweitens dem Programm einen Namen geben (ein Bildsymbol eignet sich sehr gut) und schließlich …
- drittens lernen, wie wir das Programm aktivieren können.

1. Das Programm festlegen

Wir brauchen eine Energie, die uns schützt, uns jedoch nicht gleichgültig werden lässt. (Braucht etwa ein Freund unsere Unterstützung, so können wir ihn nicht unter dem Vorwand zurückweisen, dass er uns mit negativer Energie belastet. Wir sind jedoch auch nicht verpflichtet, mit ihm zusammen ins selbe Loch zu fallen, denn in diesem Fall können wir ihm keinesfalls helfen.)

Die Art von Energie, die wir installieren wollen, lässt sich am ehesten mit dem Schutzanzug eines Feuerwehrmannes vergleichen: Ein Feuerwehrmann, der ohne Schutzanzug in ein brennendes Haus stürzt und dort mit verbrennt, ist vielleicht ein „Held", er hat aber niemandem geholfen. Zieht er jedoch einen Schutzanzug an, so tut er das ja keinesfalls, weil ihm der Bewohner des brennenden Hauses egal ist, sondern weil er dann viel effizienter arbeiten und vielleicht sogar noch die Katze retten kann. Genauso muss die Energie beschaffen sein, die wir suchen: Sie muss uns schützen, wie der Schutzanzug den Feuerwehrmann, sie darf uns aber auf keinen Fall gleichgültig werden lassen.

2. Dem Programm einen Namen geben

Eigentlich können wir ihm einen beliebigen Namen geben; das ist nur eine Frage der Übereinkunft zwischen uns und unserem Gehirn. Wir können unsere Schutzenergie einfach „Schutzschirm" oder „Schutzschild" nennen (oder auch „Otto"), das spielt keine Rolle. Haben wir uns einmal für einen Namen entschieden, so sollten wir ihn nicht mehr ändern, um unser Gehirn nicht durcheinanderzubringen. Auch im Computer kann ein Programm ja nicht mehrere Namen haben.

Ich selbst bezeichne dieses Programm aus didaktischen Gründen mit „neutraler Schutzschild". Das ist leicht zu merken, denn wir brauchen ja einen Schutzschild; andererseits sollten Sie mithilfe der Selbsthilfetechniken, die Sie hier erlernen, eigentlich in der Lage sein, sich selbst in einen positiven energetischen Zustand zu bringen. Die Menschen, denen wir begegnen, befinden sich hingegen häufig in einem negativen energetischen Zustand. Also müssen wir eine Art neutralisierenden Schutzschild dazwischenschalten.

Nochmals: Sie können sich für einen eigenen Namen entscheiden; sagt Ihnen ein anderer Name mehr zu, so zögern Sie nicht, diesen zu verwenden.

3. Lernen, wie man das Programm aktiviert

Das ist sehr einfach. Jedes Mal, wenn Sie mit jemandem zusammen sind, der unglücklich oder aggressiv oder sonst negativ gestimmt ist, warten Sie nicht lange ab (– der Feuerwehrmann wartet auch nicht erst ab, ob er sich wirklich verbrennt, bevor er seinen Schutzanzug anlegt). Atmen Sie dann tief ein und – sehr wichtig – halten Sie die Luft an!

Warum Sie das tun sollen? Weil Ihr Gehirn nicht reagieren wird, wenn Sie Ihren Schutzschild allzu automatisch aufrufen wollen, wenn Sie zerstreut oder vielleicht schon von dem abgelenkt sind, was der andere Ihnen erzählt, oder wenn Sie gar schon mitten in dessen Konflikt sind. Halten Sie jedoch die Luft an, so werden Sie sich innerhalb von 10 Sekunden – darauf wette ich – die Frage stellen: „Was tue ich hier eigentlich gerade?" In dem Augenblick, in dem Sie sich diese Frage stellen, sind Sie nicht mehr länger in der Situation des anderen, sondern wieder bei sich selbst und bereit, die Dinge bewusst anzugehen.

Sie atmen also tief ein, halten die Luft an, und wenn Sie sicher sind, dass Sie sich genau dessen bewusst sind, was Sie tun, sagen Sie im Stillen zu sich selbst: „Neutraler Schutzschild". Anschließend brauchen Sie nichts weiter zu tun, alles geschieht automatisch, die schützende Energie wird aktiviert.

Ebenso gehen Sie vor, wenn Sie einen aggressiven Gesprächspartner am *Telefon* haben. Erfinden Sie irgendeine Ausrede, damit Sie den Hörer kurz aus der Hand legen können, atmen Sie tief ein, sagen Sie zu sich: „Neutraler Schutzschild" – und die Runde geht an Sie!

Natürlich kommt es auch vor, dass Sie nicht neutral sein *können*; bringt das Schicksal eines anderen Menschen Sie zum Weinen, dann weinen Sie. Sagt jemand Dinge, die Sie verletzen, dann schimpfen Sie ruhig. Ist die Situation erst einmal vorüber, so werden Sie feststellen, dass Sie nicht aus dem Gleichgewicht geraten sind, weil Sie die Energie, die diese Situation begleitet hat, nicht aufgenommen haben.

Ich selbst verbringe bei meiner täglichen Arbeit viel Zeit mit Menschen, die deprimiert sind oder in dramatischen Umständen leben. Hätte ich nicht meinen neutralen Schutzschild, so wäre mit Sicherheit ich selbst derjenige, der den letzten Patienten des Tages mit negativer Energie belasten würde … Andererseits glaube ich nicht, dass ich ohne Schutzschild fünfzehn Jahre lang diesen beruflichen Weg hätte gehen können, der häufig emotional sehr schwierig ist, auf den mich aber meine Berufung geführt hat.

Dennoch bin ich, das können Sie mir glauben, keinem meiner Patienten gegenüber gleichgültig. Ich übernehme nur nicht ihre negativen Energien. Diesen Rat gebe ich all denjenigen, die sehr unmittelbar mit den Energien anderer Menschen in Kontakt kommen: Masseure, Krankengymnasten und Physiotherapeuten, Osteopathen, Pflegepersonal, Kosmetikerinnen, Friseure … Ihnen und allen anderen, die den „Bekenntnissen" und Kümmernissen ihrer Mitmenschen ausgesetzt sind sage ich immer wieder: „Denken Sie daran, so oft wie möglich Ihren neutralen Schutzschild zu aktivieren." Ich habe noch niemanden getroffen, der mir berichtet hätte, dass dies nicht funktioniert.

Mir passiert es sogar, dass ich angesichts der täglichen Nachrichten im Fernsehen wie automatisch meinen neutralen Schutzschild aktiviere …

Regel 4

Hier also nochmals die Regel Nummer 4: Denken Sie daran, sich gegen negative Energie zu schützen, indem Sie Ihren neutralen Schutzschild aktivieren, und seien Sie sich bewusst, dass Sie dadurch nicht Ihr Mitgefühl und Ihre Hilfsbereitschaft einbüßen.

Regel 5: Im Augenblick leben

Hier werfen wir zunächst einen Blick auf die Quantenmechanik. Nach den Erkenntnissen der Physiker Bohr und Einstein leben wir Menschen in unserem „Raum-Zeit-Kontinuum", in dem unsere Energie von kosmischen wie auch von Erdenergien gespeist wird. Befinden wir uns außerhalb dieses Kontinuums, so sind wir von der Energieversorgung abgekoppelt, wir empfangen keine essenziellen Energien mehr.

Gemäß Definition ist dieses Raum-Zeit-Kontinuum unsere Gegenwart: Die kosmischen Energien, die genau in diesem Moment hier ankommen, sind nicht dieselben wie zu Zeiten Karls des Großen oder Napoleons. Leben wir also nicht im gegenwärtigen Augenblick, so sind wir von unserer Energiezufuhr abgeschnitten. Nicht in der Gegenwart zu sein bedeutet – dies ist natürlich eine Binsenwahrheit –, dass wir in der Vergangenheit oder in der Zukunft leben.

Leben Sie nicht in der Vergangenheit!

Vergangenheit, das bedeutet unter anderem Nostalgie, Bedauern, Groll oder Reue oder auch Wut. Nehmen wir als Beispiel die Wut. Manche Religionen lehren das Verzeihen, betrachten Verzeihen jedoch als einen rein intellektuellen Akt. Angeblich erfreut es unseren Schöpfer, dass wir auch noch die linke Wange hinhalten, wenn uns jemand auf die rechte schlägt – Sie kennen das sicher. Dies ist eine spirituelle Sichtweise von Verzeihen und selbstverständlich respektiere ich sie.

Dennoch sollten wir uns davon nicht daran hindern lassen, die Dinge auch aus einer anderen Perspektive zu betrachten: Verzeihen bedeutet nämlich auch, dass man das, was geschehen ist, loslässt, was nichts anderes heißt, als in die Gegenwart zurückzukehren und sich wieder an die Energien der Gegenwart anzuschließen. Es ist wirklich so einfach – und genau das ist es, was die Quantenmechanik uns lehrt.

Leben wir nicht in einer wunderbaren Zeit, in der die Erkenntnisse der modernen Physik das bestätigen, was bisher ausschließlich dem Bereich der Spiritualität zugeschrieben wurde?! Es ist sicherlich nicht ganz einfach, Nostalgie, Bedauern, Groll, Reue und Wut hinter sich zu lassen, und dennoch, schaffen wir es, so bewahren wir uns unsere Energie.

Bleiben wir in der Vergangenheit, so wird sich niemals etwas ändern. Wenn Sie auf den Händen laufen und den richtigen Moment nicht erwischen, um wieder auf die Füße zu kommen, so kann es passieren, dass Sie von Paris bis Versailles auf den Händen laufen …

Leben Sie auch nicht in der Zukunft!

Wir verbringen unser Leben damit, uns künftige Situationen auszumalen, sie schließlich zu durchleben und dann schlecht zu „funktionieren" mit dem, was wir uns vorgestellt haben. Wir produzieren Filme, in denen wir die Hauptrolle spielen – in Wahrheit sind wir jedoch *Gefangene* dieser Filme, wir leben sie, als wären sie Realität, wir finden nicht mehr heraus und verlieren all unsere Energie.

Unser Denken ist unser Feind, es erschafft nie glückliche Situationen, in denen in puncto Gesundheit, Liebe, Familie oder Beruf alles gut für uns verläuft. Unsere Grundangst sorgt dafür, dass wir uns immer nur das Schlimmste ausmalen. Wir stellen uns nie vor, dass wir im Lotto gewinnen oder in einem wunderschönen Haus in einem bekannten Badeort am Meer leben; auch nicht, dass ein Chauffeur in Livree uns jederzeit in einer teuren Limousine umherfährt.

Wir stellen uns ständig Katastrophen vor: Ist unser Sohn 5 Minuten nach der verabredeten Zeit noch nicht zu Hause, so befürchten wir, er könnte einen Unfall gehabt haben; wir können uns nicht vorstellen, dass ihm vielleicht einfach nur das Benzin ausgegangen oder der Akku seines Handys leer ist und er uns nicht über seine Verspätung informieren kann.

Ich erinnere mich an einen Patienten, der mit einer schweren Depression zu mir kam: Er hatte gehört, das Unternehmen, in dem er arbeitete, plane Entlassungen. Da er als Letzter eingestellt worden war, lief bei ihm sofort der Film ab: „Wer zuletzt gekommen ist, wird zuerst entlassen." Für ihn war klar, dass er als Erster würde gehen müssen; dann könnte er die Raten für sein Haus und die Klavierstunden seiner Kinder nicht mehr bezahlen, er sah schon den Gerichtsvollzieher an seine Tür klopfen … Er nahm Angst lösende Medikamente und Antidepressiva ein.

Sechs Monate später hatte die Firma noch immer niemanden entlassen. Er hatte seine gesamte Energie verschwendet, bis hin zur Depression, und zwar nur, weil seine Fantasie ihn hatte glauben lassen, dass sich die Situation in eine ganz bestimmte Richtung entwickeln werde. Die Realität hatte mit dem, was er sich vorgestellt hatte, nicht das Geringste gemeinsam.

Häufig suchen junge Menschen mich auf, wenn sie gerade vor einer Prüfung stehen. Manche von ihnen erklären mir, dass sie sich psychisch in einer sehr schlechten Verfassung befänden, weil sie sich die Folgen eines eventuellen Versagens ausmalten: Wie würden ihre Eltern reagieren, wie sollte es danach für sie weitergehen?

Ich erwidere dann stets, dass man sich mit einem Fehlschlag erst dann auseinandersetzt, wenn die Ergebnisse wirklich vorliegen. Denkt man nämlich vor und während der Prüfung ständig daran, so ist man deprimiert, man hat nicht genügend Energie und als Folge davon läuft die Prüfung schlecht, man ist mit den Gedanken woanders und riskiert so, wichtige Punkte zu verschenken.

Man beschäftigt sich mit einem Problem an dem Tag, an dem es auftaucht, und nicht bei der bloßen Vorstellung daran, dass es auftauchen könnte!

Ich glaube nicht an die Philosophie derjenigen, die immer mit dem Schlimmsten rechnen, weil sie glauben, dass sie so am besten darauf vorbereitet seien, sollte es wirklich eintreten. Tritt das Schlimmste gar nicht ein, wie viel Energie haben diese Menschen dann vergeudet!

Natürlich muss man auch in die Zukunft blicken, nur so können wir unserem Leben einen Sinn geben. Wir können nicht leben wie die Vögel in den Bäumen, unsere Pläne sind notwendige Konstruktionen. Eines Tages sind wir aufgefordert zu entscheiden, was wir tun wollen, was wir schaffen wollen. Danach sollten wir aber wieder in die Gegenwart zurückkehren und – ganz im gegenwärtigen Augenblick – offen sein für die Gelegenheiten oder Synergien, die es uns erlauben, in die von uns gewählte Richtung zu gehen. Wir sollten unsere Zeit nicht damit verschwenden, uns den Misserfolg auszumalen.

Unser Denken ist äußerst kreativ; haben wir es erst einmal geschafft, uns unseres Erfolgs so sicher zu sein, wie wir sicher sind, dass die Luft Sauerstoff enthält, so werden sich die Ereignisse ganz automatisch nach unseren Wünschen entwickeln. „Der Glaube versetzt Berge", so steht es bereits in der Bibel.

Regel 5

In der Gegenwart leben, ganz im „Hier und Jetzt", wie manche Philosophien es ausdrücken, und dauerhaft von den kosmischen und den Erdenergien genährt zu werden, ist also die fünfte Regel, die hier beachtet werden muss.

Merken Sie sich die hier erläuterten fünf Regeln und bewahren Sie so Ihre Energie! Diese „Lebenshygiene", die in jedem Augenblick Wachsamkeit und Disziplin verlangt, wird es Ihnen ermöglichen, optimal und dauerhaft von der Wiederherstellung Ihres energetischen Gleichgewichts zu profitieren, das Sie mithilfe der PBA erreichen.

Ich möchte dieses Kapitel mit zwei weiteren Begriffen abschließen, die ich für äußerst wichtig halte, weil sie dazu anregen können, die Techniken dieses Buches regelmäßig anzuwenden.

1. Zum einen sollten Sie sich bewusst sein, dass wir ein ganz bestimmtes **Bild von uns selbst** haben. Unser Handeln richtet sich unweigerlich an diesem Bild aus, das wir uns von uns gemacht haben. Unser Geist ist sehr kreativ und sein größtes Bestreben ist, dieses Bild immer weiter zu verwirklichen. Sagen Sie sich daher nicht: „Ich bin alt, verblüht, auf dem absteigenden Ast", sondern: „Mein Körper ist voller Leben, und ich möchte noch eine Menge Dinge tun." Nicht: „Ich bin fett und hässlich, niemand mag mich und ich habe im Leben nichts erreicht", sondern: „Habe ich meine Probleme erst gelöst, dann brauche ich mein Übergewicht nicht mehr als Schutz; ob ein Leben gelungen ist, lässt sich nicht einfach am sozialen Erfolg messen; es ist einfach so, dass ich meinen Platz im Puzzle des Lebens noch nicht gefunden habe, und dafür gibt es keine Altersbegrenzung ..." Setzen Sie also einem negativen Gedanken immer sofort einen positiven entgegen.

Die PBA ermöglicht es uns, diesen positiven Geisteszustand aufrechtzuerhalten; dies unterstützt uns wiederum darin, ein positives Bild von uns zu bewahren. Das Negative bringt uns nur dazu, uns selbst immer mehr abzuwerten, und dies ist der erste Schritt in Richtung Depression.

2. Des Weiteren ist es wichtig zu wissen, dass wir uns selbst und auch unseren Mitmenschen gegenüber die **Verpflichtung** haben, so eng wie möglich an positive Energien angeschlossen zu bleiben.

Was uns selbst angeht, so sind wir verpflichtet, unseren Organen und unserem Körper ihre Gesundheit zu bewahren; dies lässt sich am besten dadurch erreichen, dass wir sie dauerhaft mit der bestmöglichen Energie versorgen.

Wir haben jedoch auch eine Verpflichtung anderen gegenüber, weil wir alle eins sind. Je mehr wir also ins Positive hineingehen, umso mehr davon teilt sich unserer Umgebung mit. Es ist wirklich so einfach.

Lassen Sie mich an dieser Stelle eine kleine Geschichte einfügen. Dazu müssen Sie wissen, dass ich in Australien lebe und arbeite. Aufgrund des Zeitunterschieds erfahren wir wichtige Nachrichten eines Tages häufig erst am darauffolgenden Morgen, wir sind zeitlich 9 Stunden weiter als Europa und 14 Stunden weiter als die Ostküste der USA.

In der Nacht vom 11. auf den 12. September 2001 haben unglaublich viele meiner Patienten schlecht geschlafen. Die meisten wälzten sich schlaflos im Bett hin und her, bis sie schließlich gegen 4 Uhr morgens ein Schlafmittel einnahmen. Bis zu ihrem Erwachen wusste keiner von ihnen, was sich in der Zwischenzeit in New York abgespielt hatte, nämlich der Anschlag auf das *World Trade Center*.

Die Schlafstörung ist auf die schreckliche Energie des Entsetzens und der Panik zurückzuführen, die sogar die Milliarden Menschen vor den Fernsehgeräten erfasst hatte, die sich fragten, ob dies vielleicht den Ausbruch eines neuen Weltkrieges bedeutete; die gesamte von ihren Gedanken produzierte Energie entwich in die Atmosphäre und bewegte sich rund um den Erdball. Und dieser üble Strom negativer Energie gelangte bis nach Australien, er drang sogar in den Schlaf der Menschen vor und störte ihn. Ich selbst erinnere mich noch gut daran, dass meine jüngste Tochter Emanuelle, die damals neun Jahre alt war, sich in dieser Nacht ohne ersichtlichen Grund übergeben musste.

An diesem 12. September habe ich einmal mehr begriffen, wie sehr wir alle miteinander verbunden sind. Was wiederum unterstreicht, wie wichtig es ist, so eng wie möglich mit positiven Energien verbunden zu bleiben; die regelmäßige Anwendung der PBA ermöglicht und das.

Die zehn wichtigsten Punktesequenzen

Zunächst möchte ich Sie, liebe Leserinnen und Leser, bitten: Bevor Sie mit der praktischen Anwendung der Techniken beginnen, lesen Sie dieses Buch aufmerksam vom Anfang bis zum Ende. Die Rückmeldungen auf die erste (französische) Auflage dieses Buches lassen vermuten, dass viele Leser sich zu schnell an die praktische Anwendung machten, weil sie die eine oder andere für sie persönlich interessante Sequenz gerne gleich ausprobieren wollten. Wie Sie jedoch sehen werden, ist es oft erforderlich, die Sequenzen in einer genauen Abfolge anzuwenden, die sich an bestimmten Situationen orientiert; nur bei Einhaltung dieser spezifischen Abfolgen oder Kombinationen kann sich das volle Wirkungsspektrum der PBA entfalten. Haben Sie also Geduld und lesen Sie zuerst das ganze Buch.

In diesem Kapitel finden Sie zunächst die detaillierte Beschreibung neun wichtiger Punktesequenzen, mit deren Hilfe negative Energien ausgeschaltet und durch positive ersetzt werden. Es ist unabdingbar, diese Sequenzen zu kennen, denn es handelt sich um diejenigen, die am häufigsten zum Einsatz kommen; diese unterrichte ich auch in meinen Kursen. Sie sind leicht zu merken. Ich habe noch eine weitere Sequenz hinzugefügt, die zwar nicht so häufig benötigt wird und die ich zunächst für einen anderen Abschnitt dieses Buches vorgesehen hatte. Da sie jedoch bei der Lösung bestimmter Situationen wertvolle Dienste leisten kann, habe ich sie schließlich in dieses Kapitel aufgenommen.

Im Anschluss daran widmen wir uns den Kombinationen, die aus mehreren nacheinander anzuwendenden Fünf-Punkte-Sequenzen bestehen und uns einen erfolgreichen Umgang mit den Situationen ermöglichen, die uns am häufigsten zu destabilisieren drohen.

Danach stelle ich einige weitere Sequenzen vor, die zwar nicht so häufig zum Einsatz kommen, deren Nutzen jedoch keinesfalls unterschätzt werden darf.

Zunächst wollen wir jedoch sehen, wie die einzelnen Sequenzen anzuwenden sind.

Die Vorgehensweise

Wie bereits erwähnt bestehen die Sequenzen immer aus fünf Punkten, deren Lage auf dem Körper genau ausfindig gemacht werden muss; dabei werden die beigefügten Abbildungen helfen.

Wichtig zu wissen:

- Die Technik selbst besteht darin, dass für einige Sekunden auf jeden der fünf Punkte fester Druck ausgeübt wird, und zwar bis zur Schmerzgrenze (ohne darüber hinauszugehen); wurden die fünf Punkte aktiviert, so wiederholen wir die Sequenz sofort ein zweites und ein drittes Mal.

- Zunächst werden also die fünf Punkte (mithilfe der Abbildungen) auf dem Körper lokalisiert, dann wird durch Druck ihre Sensibilität aktiviert, anschließend wird diese Drucksequenz noch zweimal wiederholt, und zwar etwas schneller.

Ziel ist es, die fünf Punkte auf dem Körper annähernd *zur gleichen Zeit* zu stimulieren; so soll das Körpergewebe die Erinnerung an den Druck besser *bewahren*. Nachdem Sie also den Druck wieder weggenommen haben, sollten Sie diesen an den fünf Punkten noch einige Augenblicke spüren können. Wichtig ist, dass Sie mit dem Druck die Schmerzgrenze nicht überschreiten (denn der Schmerz kann eine störende Energie in Gang setzen), dass Sie aber dennoch so fest drücken, dass das Gewebe die Erinnerung daran behält!

So aktivieren Sie also durch Druck einen Kreislauf, der genau die Energie zum Fließen bringt, die Sie aktivieren wollen. Sollten Sie feststellen, dass Sie nach Beendigung einer Klopfsequenz einen Punkt nicht so intensiv spüren wie die anderen, so zögern Sie nicht, diesen mittels Druck nochmals zu stimulieren; halten Sie diesen Punkt dann ruhig etwas länger.

Trotzt genauer Abbildungen kann es sein, dass Sie vielleicht nicht ganz sicher sind, ob Sie einen bestimmten Punkt auch wirklich richtig lokalisiert haben. Tasten Sie in einem solchen Fall ruhig die Umgebung ab, die Punkte können individuell leicht abweichend lokalisiert sein. Legen Sie dazu Ihren Daumen, Zeige- oder Mittelfinger auf die Stelle, die in der Abbildung vorgegeben ist, lassen Sie den Finger auf dieser Stelle und tasten Sie mit einem der anderen genannten Finger die Umgebung ab; drücken Sie dabei ruhig kräftig ins Gewebe, etwas nach links, etwas nach rechts, oberhalb oder unterhalb der ursprünglichen Stelle, bis Sie einen Punkt finden, der etwas empfindlicher ist als seine Umgebung: Das ist der richtige Punkt! Halten Sie dann den Druck für etwa 5 Sekunden, drücken Sie fest, aber ohne sich Schmerz zuzufügen. (In den genannten Fingern haben wir die meiste Kraft und Geschicklichkeit, in den anderen Fingern fehlt uns die Sensibilität, die wir brauchen, um die Punkte zu aktivieren.)

So finden Sie die Punkte

Beispiel: Nehmen wir einmal an, Sie wollten den Punkt 4 aus der Sequenz gegen Depression stimulieren. Spreizen Sie dazu Ihren linken Daumen vom linken Zeigefinger ab und legen Sie dann Ihren rechten Daumen in den so gebildeten Winkel. Drücken Sie fest. Bewegen Sie ihn langsam im Uhrzeigersinn, bis Sie eine Stelle finden, die empfindlicher ist; dies ist der Punkt, den Sie suchen. Merken Sie sich die Empfindung – genau so sollte es sich auch bei allen anderen Punkten anfühlen.

Sollten Sie jedoch keine Stelle finden, die empfindlicher ist als andere, so machen Sie sich deswegen nicht unnötig Gedanken; vielleicht sind Sie von Natur aus an dieser Stelle nicht so empfindlich. Legen Sie Ihren Finger einfach auf die jeweilige Stelle und drücken Sie kräftig. Sie können nichts falsch machen, die Oberfläche Ihres Daumens ist groß genug, um den gesuchten Punkt in jedem Fall abzudecken.

Noch einmal: Der Druck, den Sie ausüben, sollte fest, aber nicht schmerzhaft sein. Zögern Sie nicht, auf der Suche nach der empfindlichen Stelle kräftig und tief ins Gewebe hineinzudrücken; unsere Haut ist sehr elastisch, sie lässt dies durchaus zu. Schließen Sie nach der Aktivierung die Augen und gehen Sie mit Ihrer Aufmerksamkeit nacheinander nochmals alle fünf Punkte durch; Sie sollten diese unbedingt noch für einige Sekunden deutlich spüren, denn nur so wirkt die Sequenz.

Schließlich sei noch erwähnt, dass ich für diejenigen unter meinen Lesern, die mit Akupunktur oder Shiatsu vertraut sind, auch die Bezeichnungen der traditionellen Akupunktur für die Punkte angebe. (Für „Puristen": Es kommt recht häufig vor, dass sich die Lage der Punkte mit der größten Empfindsamkeit von der in der klassischen Akupunktur beschriebenen Lage etwas unterscheidet; es ist deshalb empfehlenswert, sich an die Hinweise zu halten, die ich hier in diesem Buch gebe.)

Und schließlich ist es unumgänglich, die *Reihenfolge* der Punkte, wie ich sie hier angebe, genau einzuhalten und keinen zu vergessen oder auszulassen.

Vorsichtshalber sollte man seine Armbanduhr ablegen, da die meisten Uhren heute Batterien enthalten, deren Energie den Energiefluss, den wir in Gang bringen wollen, geringfügig stören könnte. Legen Sie auch andere Dinge ab, die Batterien enthalten, etwa Ihr Handy oder den Funkschlüssel für Ihr Auto. Tragen Sie ein Magnetarmband oder eine Kette, wie man sie zum Beispiel gegen Rheuma einsetzt, so legen Sie auch diese ab.

Auch wenn Sie mit einer anderen Person arbeiten, sollten Sie darauf achten, dass er oder sie alles ablegt, was störende Energie einschleusen könnte, und vergessen Sie vor allem nicht, selbst eine neutrale Haltung einzunehmen oder Ihren neutralen Schutzschild zu aktivieren, um sich vor negativen Energien zu schützen. (Mehr dazu im vorangegangenen Kapitel: Vgl. die vierte der goldenen Regeln.) Waschen Sie sich anschließend sorgfältig die Hände; sie tun niemandem einen Gefallen, wenn Sie sich mit Energien belasten, die nicht zu Ihnen gehören.

Sequenz Nr. 1 gegen Depression

Wie man eine Depression erkennt

Den Begriff der Depression möchte ich zunächst mit einfachen Worten erklären. Es ist wichtig, dass wir eine Depression deutlich erkennen, damit wir die entsprechende Sequenz adäquat einsetzen können. Es gibt einige eindeutige Hinweise auf eine Depression:

- *Erschöpfung:* Bleierne Müdigkeit, vor allem am Morgen. Man erwacht bereits müde. Physiologisch gesehen ist es normal, abends müde zu sein. Ist jemand *morgens* müde, so ist etwas nicht in Ordnung. Im Falle einer Depression ist die Müdigkeit so groß, dass es für den Betroffenen eine „übermenschliche" Anstrengung bedeutet, aus dem Bett aufzustehen.

- *Schlaflosigkeit:* Einschlafschwierigkeiten; der nächtliche Schlaf ist von langen Wachperioden unterbrochen; Albträume; kurzer, nicht erholsamer Schlaf. (In sehr seltenen Fällen findet man anstelle der Schlaflosigkeit ein übermäßiges Schlafbedürfnis, eine Art *Flucht in den Schlaf*.)

- *Antriebslosigkeit:* Die Betroffenen haben zu nichts Lust. Nichts reizt sie, es fehlt jede Motivation, nichts macht Spaß, da ist nur dieses unwiderstehliche Bedürfnis, sich auf sich selbst zurückzuziehen, niemanden zu sehen, mit niemandem zu sprechen, auf dem Grund eines tiefen Brunnens zu leben, weit abseits vom Alltag, von der Arbeit, von den Angehörigen; in einer solchen Situation sind Empfindungen und Gefühle wie abgestorben.

- *Appetitlosigkeit:* Oft geht in einem solchen Zustand auch der Appetit verloren; diese Menschen müssen sich zwingen, wenigsten ein paar Bissen zu essen. In seltenen Fällen lässt sich allerdings auch das Gegenteil beobachten, nämlich an *Heißhunger*; die Menschen haben das Bedürfnis, die Leere zu füllen, die Ihre Unsicherheit hinterlässt, und versuchen dann, dieses Bedürfnis durch Essen zu befriedigen.

- *Gedanken an Selbsttötung:* Hält eine Depression sehr lange an, so geht jeder Lebenswille verloren; diese Menschen leiden sozusagen unter einer Energie des „Nicht-existieren-Wollens", sie fühlen sich krank, werden zu Hypochondern, beginnen vom Tod zu reden, spielen mit Selbstmordgedanken …

Die fünf Punkte gegen Depression:
MP1 re – 3E15 li – KS7 re – Di4 li – ZG17

[Anm. d. Vlgs.: Leser, denen die im Folgenden verwendeten Abkürzungen der Meridiane nicht geläufig sind, finden im Anhang des Buches eine entsprechende Übersicht. Hier eine exemplarische *Lesehilfe*:

„MP1 re" bedeutet: Punkt 1 auf dem Milz-Pankreas-Meridian, rechts (= auf der rechten Körperseite).

„3E15 li" bedeutet: Punkt 15 auf dem Meridian Dreifacher Erwärmer, links (= auf der linken Körperseite).

Die Meridiane ZG = Zentralgefäß und GG = Gouverneursgefäß gibt es nur je einmal, sie verlaufen auf der Mittellinie des Körpers; daher gibt es bei ihnen keine Seitenangaben.]

Punkt 1	*(MP1 re)*

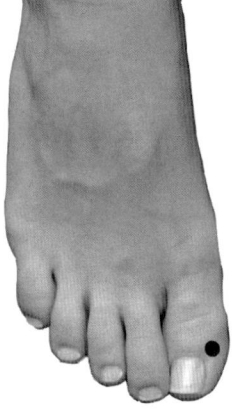

Etwa 2 Millimeter hinter dem zur Körpermitte hin gelegenen Nagelfalzwinkel des rechten großen Zehs. Nehmen Sie Ihren rechten großen Zeh in die Hand und drücken Sie möglichst fest etwas unterhalb des Nagelbetts.

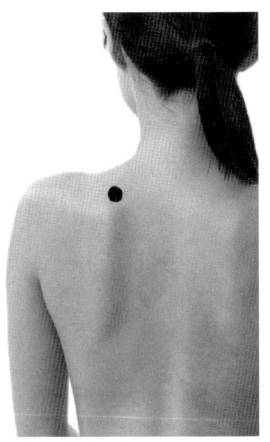

Legen Sie Ihre rechte Hand flach auf den waagrechten Abschnitt Ihrer linken Schulter (= der höchste Punkt des Trapezmuskels). Ihr Mittelfinger kommt dabei etwas über den oberen Rand Ihres linken Schulterblattes zu liegen. Normalerweise liegt der gesuchte Punkt genau dort, wo Ihr Mittelfinger endet. Drücken Sie fest, Sie sollten eine empfindliche Stelle spüren. Ist dies nicht der Fall, so tasten Sie, wie weiter vorn bereits beschrieben, etwas nach links und rechts, oben und unten, bis Sie einen Punkt gefunden haben, der empfindlicher ist als seine Umgebung. Das ist der Punkt, den Sie stimulieren sollen. Drücken Sie wie bei Punkt 1 möglichst fest, denn im Gegensatz zu anderen Punkten, die wir noch kennenlernen werden, sind diese Punkte hier nicht ganz leicht zu finden und sie sind auch nicht besonders empfindlich.

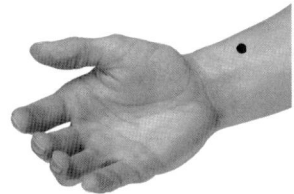

Am rechten Handgelenk, in der Handgelenksfalte, zur Speiche hin gelegen – dort, wo der Arzt den Puls fühlt. Betrachten Sie Ihre Handinnenfläche, finden Sie die Wurzel des Daumens und fahren Sie von da aus etwa 5 Zentimeter den Unterarm entlang nach oben. Üben Sie auf diese Stelle Druck aus, so spüren Sie eine Vertiefung zwischen dem Knochen, den man Speiche nennt, und der Sehne, die es uns ermöglicht, unsere Hand zu beugen. Wenn Sie darauf achten, können Sie an dieser Stelle Ihren Puls fühlen. Diesen Punkt stimulieren Sie.

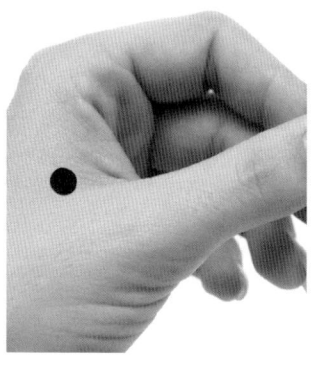

Betrachten Sie nun den Handrücken Ihrer linken Hand und spreizen Sie den Daumen vom Zeigefinger ab. Legen Sie Ihren rechten Daumen genau in die Spitze des Winkels oder des „V", das von den beiden ersten Mittelhandknochen gebildet wird. (Sie beginnen an der Wurzel von Daumen und Zeigefinger.) Dort liegt der gesuchte Punkt, dort drücken Sie – und Sie werden feststellen, dass dieser im Vergleich zu den vorherigen Punkten sehr empfindlich ist. (Es handelt sich um den Punkt, der am Anfang des Kapitels als Beispiel herangezogen wurde.)

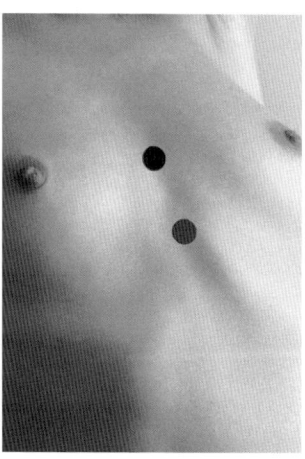

Auf dem Brustbein, genau in der Mitte zwischen den Brustwarzen. Ertasten Sie Ihr Brustbein und finden Sie den Punkt, der auf der Höhe der Brustwarzen, genau in der Mitte der Brust liegt. Dieser Punkt kann sehr empfindlich sein, vor allem, wenn man etwas ängstlich ist. Nehmen Sie beim ersten Mal ruhig einen Spiegel zu Hilfe, damit Sie sicher sind, den richtigen Punkt zu treffen. (Ebenso gut kann hier ein anderer Punkt auf derselben Achse herangezogen werden, er liegt etwa 15 Zentimeter tiefer: ZG15.)

Wichtig zu beachten:

Drücken Sie jeden dieser fünf Punkte etwa 4 bis 5 Sekunden lang kräftig und wiederholen Sie dies noch dreimal hintereinander. Nach 5 Minuten wird die Energie der Depression verschwinden.

Hier sei angemerkt, dass ich alle meine Kurse und Workshops mit dieser Sequenz beginne, denn es hat sich erwiesen, dass die *Spannung*, die natürlich zu Beginn eines Kurses immer herrscht, sich in Nichts auflöst, sobald die Teilnehmer diese Sequenz durchgeführt und ihre Wirkung für sich realisiert haben. War die Gruppe kurz zuvor noch inhomogen, so ist sie im nächsten Moment bereits wie zusammengewachsen und in Harmonie. Einer meiner „Schüler", mittlerweile ein guter Freund , hat das einmal sehr treffend formuliert, indem er bemerkte, dass wir nicht vergessen dürften, dass in dem Wort „Depression" das Wort „Druck" stecke.

Diese Sequenz lässt sich also auch immer dann sehr gut einsetzen, wenn wir einen erhöhten Druck auf uns lasten fühlen. Von vielen meiner Leser erhielt ich zudem die Rückmeldung, dass ihnen diese Sequenz nach einem schweren Arbeitstag hilft zu entspannen.

Sequenz Nr. 2 gegen negatives Denken und Zweifel

Im Grunde genommen ist nichts leichter zu erkennen als negative Einstellungen und Gedanken, denn solche Menschen sehen immer schwarz. Negatives Denken kann auch Vorbote für eine Depression sein und diese rückt tatsächlich immer näher, je länger die negative Haltung bestehen bleibt; dennoch sind solche Menschen nicht von vorneherein depressiv, auch wenn sich für sie alles negativ darstellt oder wenn sie bei allem immer die Nachteile sehen, sich ständig angegriffen fühlen und die harmloseste Bemerkung als Kritik wahrnehmen; Partner, Kinder, Freunde – von allen fühlen sie sich schikaniert, kurz: Das Glas ist für sie nie halb voll, sondern immer halb leer; sie fühlen sich von der ganzen Welt im Stich gelassen.

Der Teufelskreis beginnt häufig mit Zweifeln; ständiges, systematisches Zweifeln führt mit der Zeit zu einer negativen Grundhaltung. Solche Menschen glauben an nichts (Gutes) und das beginnt bereits morgens beim Aufstehen: Sie gehen davon aus, dass ihnen nichts von dem, was sie an diesem Tag anfangen werden, gelingen wird; sie denken, sie würden nur ihre Zeit verschwenden; und schließlich: Wozu soll das alles überhaupt gut sein, welchen Sinn hat das alles? So stellen sie ihre Überzeugungen, ihre Werte immer wieder infrage und mit der Zeit wird der Zweifel zu ihrem ständigen Begleiter, der unablässig an ihnen nagt und ihnen das Leben vergällt. Spricht man nicht auch vom „Gift des Zweifels"?

Zweifelt ein Mensch an allem, so hat er sich bereits tief in eine negative Grundhaltung verstrickt und die Depression ist nicht mehr weit.

Diese Sequenz ist sehr wichtig, sie kommt in fast allen Sequenzkombinationen vor, die wir weiter hinten besprechen werden und die uns helfen, die unterschiedlichen Emotionen und komplexen Situationen, die uns aus dem Gleichgewicht bringen können, zu bewältigen. Tatsächlich kommt es nur selten vor, dass eine negative Emotion nicht unmittelbar eine negative Einstellung nach sich zieht.

Die fünf Punkte gegen negatives Denken:
MP6 li – Di4 re – Spezialpunkt rechter Fuß – KS7 li – GG23

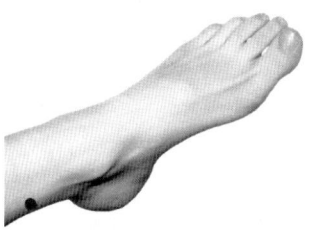

Dieser Punkt liegt an der Fußinnenseite. Tasten Sie vom inneren Fußknöchel aus etwa 5 Zentimeter entlang des Schienbeins nach oben (für Puristen: etwa vier Daumen breit) und drücken Sie kräftig auf die Stelle, die hinter dem Knochen liegt (zur Wade hin); Sie können diesen Punkt eigentlich nicht verfehlen, denn er ist meist sehr druckempfindlich.

Hier noch ein praktischer Hinweis: Wenn Sie diesen Punkt bei sich selbst suchen, so legen Sie den kleinen Finger Ihrer rechten Hand auf den linken inneren Fußknöchel; der gesuchte Punkt liegt dann genau unter der Kuppe Ihres Zeigefingers. Achten Sie darauf, dass Sie den Druck auf die *hintere* Seite des Schienbeins ausüben, nicht auf die Vorderseite.

Leichter ist es, den Punkt bei einer anderen Person zu finden, mit der Sie arbeiten. Legen Sie den kleinen Finger Ihrer linken Hand auf den inneren Fußknöchel des linken Fußes. Der Punkt befindet sich dann wieder genau unter Ihrem Zeigefinger.

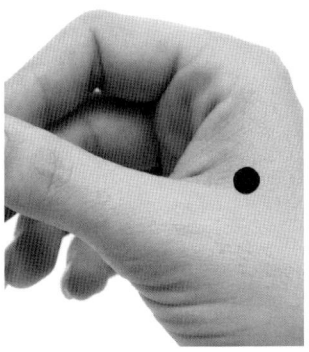

Schauen Sie sich den Handrücken Ihrer rechten Hand an, spreizen Sie den Daumen vom Zeigefinger ab und drücken Sie genau in der Mitte des so entstandenen „V". Denselben Punkt haben wir an anderer Stelle bereits an der linken Hand stimuliert; es war der Punkt 4 der Sequenz gegen Depression.

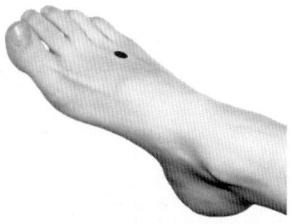

Auf der Oberseite des rechten Fußes, zwischen den Sehnen des 3. und 4. Zehs, etwa 2 Zentimeter von den Zehenwurzeln dieser beiden Zehen entfernt.

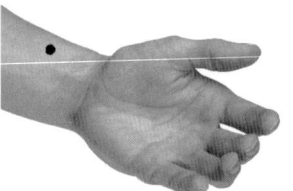

Am linken Handgelenk, in der Handgelenksfalte, zur Speiche hin gelegen – dort, wo der Arzt den Puls fühlt. Dieser Punkt entspricht dem Punkt 3 der Sequenz gegen Depression am rechten Handgelenk.

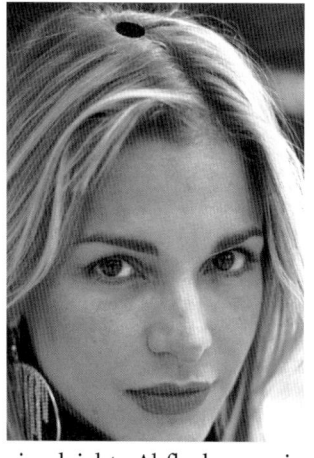

Auf der Kopfoberseite, und zwar auf der Mittellinie, einige Zentimeter hinter der Haargrenze; hier ertasten Sie eine Vertiefung, bei der es sich um den Rest der vorderen Fontanelle handelt, die wir alle als Babys hatten. Dies ist die Stelle, auf die Sie Druck ausüben. Die Fontanelle ist nicht zwangsläufig bei jedem Menschen an derselben Stelle, deshalb müssen Sie vielleicht etwas umhertasten. Bleiben Sie dabei genau auf der Mittellinie des Kopfes und gehen Sie von der Haargrenze aus; dort, wo Sie eine leichte Vertiefung spüren, die mehr oder weniger klar abgegrenzt sein kann (es kann sich um eine leichte Abflachung, eine kleine Veränderung in der natürlichen Wölbung der Schädelknochen handeln), sind Sie an der richtigen Stelle. Auch hier kann es sinnvoll sein, sich vor einen Spiegel zu stellen, damit man sicher auf der

Schädelmittellinie bleibt. Eine weitere, sehr einfache Methode, die Fontanelle zu finden, ist die, die Höhe der Stirn (= die Spanne zwischen der Mitte der Augenbrauen und dem Haaransatz) vom Haaransatz an auf die Kopfoberseite zu übertragen. So trifft man genau auf die Fontanelle.

Wichtig zu beachten:

Diese Sequenz ist sehr effektiv. Obwohl es keinen konkreten Grund dafür gibt, geschieht es mir selbst hin und wieder, dass ich mich morgens, wenn ich zur Arbeit aufbreche, nicht ganz in Form fühle, und dass ich das Gefühl habe, dass an diesem Tag nichts so recht gelingen und dass es ein verlorener Tag sein wird. Oft schaffe ich es aber trotzdem, mir klar zu machen, dass ich – vielleicht weil ich schlecht geschlafen oder etwas Falsches gegessen habe oder aus welchem Grund auch immer – gerade eine negative Einstellung habe. Dann wende ich diese Sequenz bei mir selbst an und kann sicher sein, dass ich nach weniger als 5 Minuten tausendmal positiver gestimmt bin als zuvor; diese Sequenz hat noch nie versagt.

Sequenz Nr. 3 gegen Ängste und Panikattacken

Diese Sequenz wird bei Angstzuständen eingesetzt, in denen die Angst als nahezu unerträglich empfunden wird und sogar so stark ist, dass sie körperlich wahrzunehmen ist.

Hierbei kann es sich um chronische Angst handeln – diese Menschen haben vor allem und jedem Angst, und zwar ohne ersichtlichen Grund; *alles* kann sich zu einer Katastrophe ausweiten, die geringste Verspätung des Ehepartners wird als Drama empfunden, jedes Läuten des Telefons kann ein schreckliches Unglück ankündigen; diese Menschen haben Angst um ihre Eltern, ihre Kinder, ihre Arbeit, um ihre Gesundheit, kurz, sie *leben* nicht mehr wirklich; dieser Zustand kann sich zu dem auswachsen, was man in der Psychologie als „generalisierte Angststörung" bezeichnet.

Es gibt jedoch auch eine punktuell auftretende Angst, etwa die Angst vor einer mündlichen Prüfung oder vor dem Gespräch bei der Bank, das Lampenfieber des Schauspielers vor seinem Auftritt oder die Angst vor dem Beginn eines Wettbewerbs. Diese Art von Angst kann uns jeder Handlungsfähigkeit berauben und uns versagen lassen, selbst wenn wir noch so gut vorbereitet waren.

Eine weitere Spielart der Angst ist die unbegründete Panik, die uns zum Beispiel ergreifen kann, wenn wir zu einer Autofahrt aufbrechen; vielleicht ist ein früherer Autounfall die Ursache, oder – im Falle von Flugangst – vielleicht Medienberichte über Flugzeugkatastrophen. Schließlich kennen wir noch die Phobie, etwa vor Insekten, vor Spinnen oder Schlangen.

Jeder von uns hat bereits solche Angstzustände erlebt, die sich auch körperlich manifestieren: Man ist aufgeregt, beginnt zu schwitzen, das Herz rast, die Kehle ist trocken, oft spüren wir sogar die Faust im Magen, die unseren Solarplexus in ihrem eisernen Griff hält und uns die Luft abschnürt. In solchen Situationen brauchen wir schnelle Hilfe, eine Methode, die die Spannung rasch senkt; auch hier hilft die PBA.

Die fünf Punkte gegen Angst:
Bl67 re – Ni1 re – ZG17 – 3E5 li – MP1 li

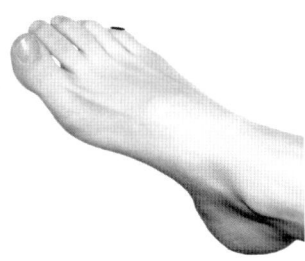

Etwa 1 Zentimeter hinter und ein wenig neben dem äußeren Nagelfalzwinkel des rechten kleinen Zehs. Nehmen Sie Ihren kleinen Zeh mit der rechten Hand fest zwischen Daumen und Zeigefinger, den Daumen legen Sie dabei auf das hintere Zehenglied, knapp vor dem Zehennagel, zur Außenseite hin, und drücken fest. Dieser Punkt ist nicht sehr empfindlich.

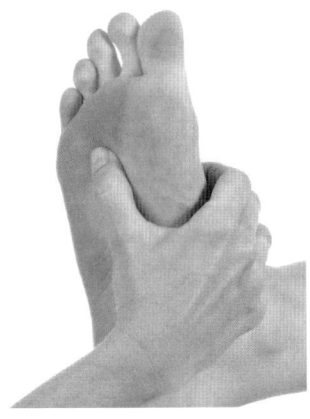

In der Mitte des Kreuzes, das sich auf dem rechten Fußballen bildet, wenn man die Zehen krümmt. Schauen Sie sich die Fußsohle Ihres rechten Fußes an und krümmen Sie die Zehen. Drücken Sie genau zwischen den beiden Muskelballen direkt hinter den Zehen. Haben Sie nicht genug Kraft, so krümmen Sie Ihren Daumen und drücken Sie mit dem Gelenk zwischen dem ersten und zweiten Glied. Vielleicht müssen Sie beim ersten Mal etwas umhertasten; haben Sie den Punkt einmal gefunden, werden Sie ihn nicht mehr vergessen.

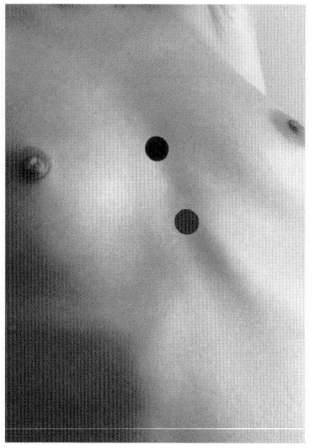

Auf dem Brustbein, genau in der Mitte zwischen den Brustwarzen. Wir haben diesen Punkt bereits kennengelernt, es ist Punkt 5 der Sequenz gegen Depression. Sie können auch den Punkt ZG15 verwenden, der auf derselben Körpermittellinie etwa 5 Zentimeter tiefer liegt.

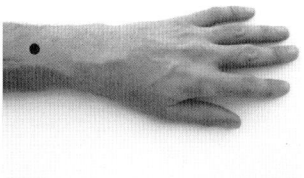

An der Oberseite des linken Unterarms, wenn die linke Hand auf der rechten Schulter liegt und der Arm fest an den Körper gedrückt wird, etwa 5 Zentimeter oberhalb der Handgelenksfalte, zwischen Elle und Speiche, wo üblicherweise das Zifferblatt Ihrer Armbanduhr liegt.

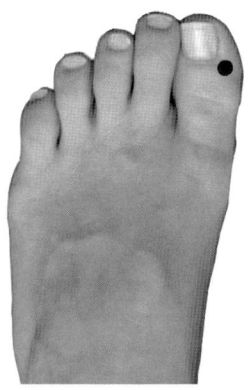

Etwa 2 Millimeter hinter dem zur Körpermitte hin gelegenen Nagelfalzwinkel des linken großen Zehs – er ist das Pendant zu Punkt 1 aus der Sequenz gegen Depression.

Wichtig zu beachten:

Diese Sequenz sollten Sie auswendig kennen. Sie werden sehen, dass sie außerordentlich nützlich und Teil der meisten Kombinationen ist, die wir weiter hinten kennenlernen werden. Es gibt so viele alltägliche Anlässe für die unterschiedlichsten Ängste, dass wir sie sehr häufig anwenden können. Sie ist sehr effektiv.

Sequenz Nr. 4 gegen zwanghafte Gedanken und fixe Ideen

Wer von uns war noch nicht Opfer irgendwelcher fixer Ideen, zwanghafter Gedanken? Nichts anderes zählt dann mehr, wir haben nur noch diesen einen Gedanken. Wir versuchen ihn zu vertreiben, aber er kommt immer wieder. Er ist unser letzter Gedanke vor dem Einschlafen und der erste nach dem Erwachen: Vielleicht sind wir verliebt oder unsere Gedanken kreisen um berufliche Belange, vielleicht plagen uns Versagensängste. Vielleicht grübeln wir über eine Ungerechtigkeit nach, die uns widerfahren ist und die wir nicht loslassen können; vielleicht dreht sich alles um einen für uns unbegreiflichen Bruch oder es geht um eine fast schon krankhafte Beschäftigung mit dem eigenen Gewicht; vielleicht beschäftigt uns die Entwicklung unserer Kinder oder auch hier die Angst vor Krankheit.

Der zwanghafte Gedanke füllt unser ganzes Gehirn aus; das hat zur Folge, dass andere Fähigkeiten, unser Gedächtnis, unsere Vernunft und unsere Intuition davon verdrängt werden. Wir konzentrieren uns nicht mehr auf das, was wir tun – und das ist verbunden mit allerlei Risiken, die dieses Verhalten für unser Berufsleben oder im Straßenverkehr mit sich bringt. Auch unser Privatleben ist bedroht, denn wir ziehen uns von anderen Menschen zurück, wir hören nicht mehr richtig zu und schließlich will niemand mehr etwas mit uns zu tun haben, weil wir nicht mehr kommunizieren.

Wie viele Frauen haben ihre Männer verlassen, weil diese so sehr von ihren Problemen besessen waren, dass keinerlei Dialog zwischen den Partnern mehr möglich war und die Schwangerschaften von den Frauen allein durchlebt wurden.

Wir müssen alles tun, um diesen Zwängen ein Ende zu setzen. Unsere zwanghafte Beschäftigung mit unserem Gewicht ist es auch, die verhindert, dass wir wirklich abnehmen, dass wir schwanger werden oder dass wir nachts ruhig schlafen, anstatt die Nacht mit Grübeln zu verbringen; dies kann so weit gehen, dass wir schwere Erschöpfungszustände riskieren.

Die fünf Punkte gegen zwanghafte Gedanken:
ZG4 – GG23 – Di4 re – KS7 li – Ma36 re

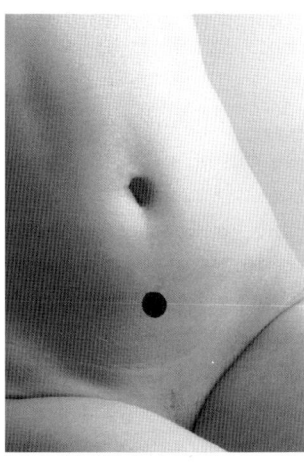

Über dem oberen Schambeinrand, genau in der Mitte der Schambeinfuge. Achtung, dieser Punkt ist sehr schmerzempfindlich. Und da er mit Druck stimuliert wird, sollte die Bauchmuskulatur angespannt werden.

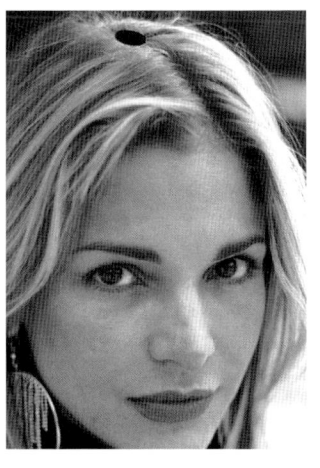

Auf der Kopfoberseite, einige Zentimeter hinter der Haargrenze, auf der vorderen Fontanelle. Wir haben diesen Punkt bereits als Punkt 5 der Sequenz gegen negatives Denken kennengelernt.

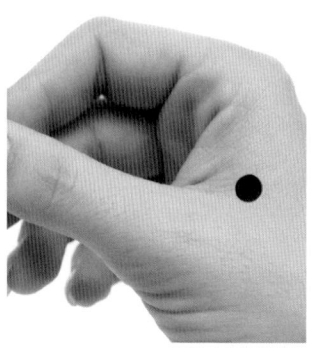

Auf dem rechten Handrücken, in der Spitze des Winkels zwischen Daumen und Zeigefinger. Diesen Punkt kennen wir auch bereits als Punkt 2 der Sequenz gegen negatives Denken.

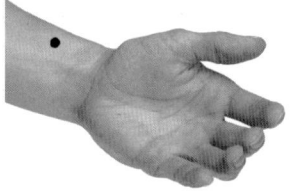

Am linken Handgelenk, in der Handgelenksfalte, zur Speiche hin gelegen – dort, wo man den Puls fühlt. Dieser Punkt ist uns bereits als Punkt 4 der Sequenz gegen negatives Denken begegnet.

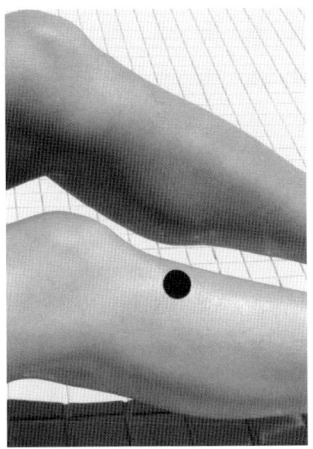

Legen Sie Ihre rechte Hand auf die Kniescheibe Ihres rechten Knies; das rechte Bein soll dabei ausgestreckt sein. Halten Sie die Kniescheibe gut in der Handfläche und achten Sie genau darauf, wo Ihr Zeigefinger endet, wenn Sie ihn etwas rechts vom Schienbeinkamm (dem empfindlichsten Teil) platzieren und dabei mit der Außenseite des Knochens in Kontakt bleiben. Sie werden feststellen, dass dieser Punkt gewöhnlich ziemlich empfindlich ist. Ist er es nicht, so haben Sie die richtige Stelle noch nicht gefunden; halten Sie in einem solchen Fall weiter den Kontakt mit der Außenseite des Schienbeins und drücken Sie fest, bewegen Sie Ihren Finger dabei jedoch etwas nach oben oder unten; auf diese Weise werden Sie den Punkt finden. Halten Sie dann auch hier den Druck für etwa 5 Sekunden.

Sollten Sie immer noch Schwierigkeiten haben, so gibt es eine weitere Technik, den Punkt zu finden. Tasten Sie hierzu langsam am äußeren Rand des Schienbeinkamms entlang; an einer bestimmten Stelle werden Sie eine Verbreiterung spüren, und zwar kurz vor dem Kniegelenk. Üben Sie auf diese Stelle Druck in Richtung des Knochens aus. So können Sie den Punkt nicht verfehlen.

Sequenz Nr. 5 gegen Überempfindlichkeit

Auch diese Sequenz ist sehr wertvoll, wir werden sie häufig verwenden. Sie ist für Menschen gedacht, die zwar nicht wirklich depressiv, jedoch über die Maßen empfindsam sind, denen leicht die Tränen kommen, die der harmloseste Film aufwühlt (– vor allem, wenn er ein *Happy End* hat), die die leiseste Erinnerung durcheinanderbringt und bei denen leicht Gefühlswellen ausgelöst werden. Auf den ersten Blick erscheint dies nicht so schlimm zu sein, dennoch vergällt es uns den Alltag und auch unsere Beziehungen, denn es ist uns ein wenig peinlich, dass wir so empfindlich sind.

Diese Sequenz hilft uns aber auch, uns aus einer Situation zu befreien, die uns aus dem Gleichgewicht gebracht hat. So fühlte sich zum Beispiel meine Kollegin kürzlich sehr schlecht, sie war erschöpft, sogar ängstlich, nachdem sie Kontakt mit einer sehr negativen Person gehabt hatte. Ich riet ihr zu dieser Sequenz und 5 Minuten später ging es ihr wieder gut. Je schneller diese Sequenz nach einer kritischen Situation angewandt wird, umso leichter lässt sich verhindern, dass bestimmte Dinge aus dem Ruder laufen, denn sie bringt uns Klarheit und Handlungsfähigkeit zurück.

Die fünf Punkte gegen Überempfindlichkeit:
Lu6 re – 3E5 li – Dü8 re – KS2 re – GG23

Punkt 1	*(Lu6 re)*

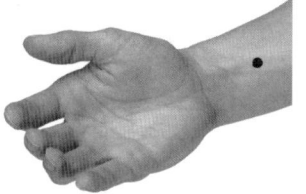

An der Unterseite des rechten Unterarms, zwischen den beiden Beugesehnen des Handgelenks, etwa 5 Zentimeter von der Handgelenksfalte entfernt in Richtung Schulter.

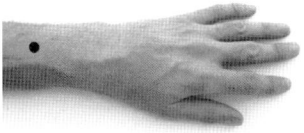

Hierbei handelt es sich um denselben Punkt wie bei der Nr. 4 der Sequenz gegen Angst: An der Oberseite des linken Unterarms, wenn die linke Hand auf der rechten Schulter liegt und der Arm fest an den Körper gedrückt wird, etwa 5 Zentimeter von der Handgelenksfalte entfernt, zwischen Elle und Speiche, wo üblicherweise das Zifferblatt Ihrer Armbanduhr liegt.

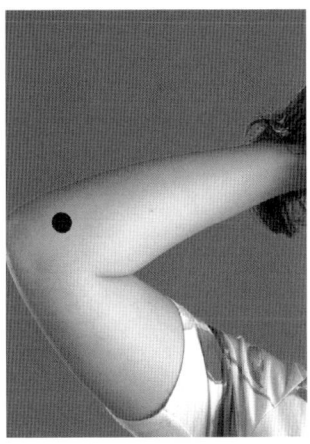

Beugen Sie Ihren rechten Arm am Ellbogen so, dass Ober- und Unterarm einen rechten Winkel bilden. An der Ellbogeninnenseite, also an der dem Körper zugewandten Seite, spüren Sie eine Rinne zwischen dem unteren Ende des Oberarmknochens und dem oberen, spitzen Ende der Elle (einer der beiden Unterarmknochen). Genau dort drücken Sie. Normalerweise spürt man unter dem Daumen den Ellennerv hin- und herrollen, was vielleicht ein wenig unangenehm ist. Falls Sie Probleme haben, können Sie den Arm sanft strecken und wieder beugen; lassen Sie währenddessen Ihren Finger immer in der Rinne, denn in einem bestimmten Augenblick spüren Sie den Punkt ganz sicher.

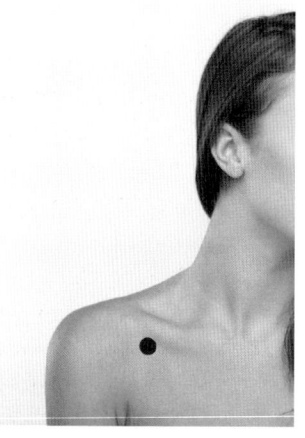

Fahren Sie am oberen Rand Ihres rechten Schlüsselbeins entlang. Es bildet eine Art horizontales „S", das das obere Ende des Brustbeins mit der Schulter verbindet. Sie werden feststellen, dass sich unter dem äußeren Ende des Schlüsselbeins, genau innerhalb der großen Rundung der Schulter, eine Vertiefung befindet, die in manchen Fällen recht tief ist. Drücken Sie fest in diese Mulde; auf diese Weise können Sie den gesuchten Punkt nicht verfehlen.

Punkt 5   *(GG23)*

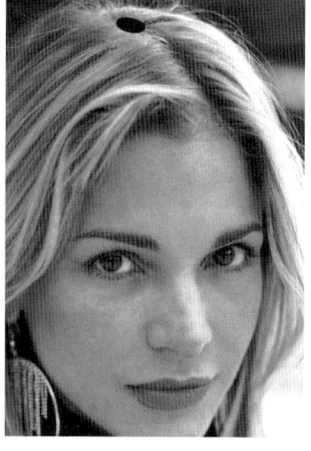

Auf der vorderen Fontanelle. Diesen Punkt kennen wir bereits aus der Sequenz gegen negatives Denken (Punkt 5) und der Sequenz gegen Zwangsvorstellungen (Punkt 2).

Sequenz Nr. 6 zum Auflösen von „Narben" früherer Traumata

Unsere Seele ist voller Narben. Alles Negative, was wir erlebt haben, ist in ihr eingraviert. Gedanken sind Energie und einschneidende negative Erlebnisse sind von einem solch gravierenden Energieverlust begleitet, dass unsere Energiespeicher leer werden. Dann läuft unser gesamtes Energiesystem nicht mehr rund. Wir brauchen also eine Sequenz, die die „Narben" beseitigt und „die Batterien wieder auflädt".

Dabei ist es nicht wichtig, genau zu wissen, was vorgefallen ist; das kann ruhig in den Tiefen unserer Erinnerung begraben bleiben; wir brauchen die genauen Umstände der Schocks nicht zu rekapitulieren, das überlassen wir den Psychotherapeuten. Wenn Sie bei sich zu Hause die elektrische Sicherung wieder einschalten, so wollen Sie ja auch nicht wissen, ob der Strom nun ausgefallen war, weil der Verantwortliche im Elektrizitätswerk einen Fehler gemacht hat, oder ob vielleicht ein großer Vogel in die Hochspannungsleitung geflogen ist. Wichtig ist es, die Sicherung wieder einzuschalten, damit die Stromspannung wieder stimmt und alle elektrischen Geräte funktionieren.

Vor allem, wenn Sie Ihre Energien zum ersten Mal wieder auffüllen oder wenn Sie einer anderen Person dabei helfen wollen, denken Sie daran, dass Sie diese Sequenz ganz systematisch durchführen müssen. Nach meinen Erfahrungen ist es völlig unmöglich, Kindheit und Jugendzeit zu überstehen, ohne dass an der einen oder anderen Stelle „der Kontakt unterbrochen" wurde.

Wohlgemerkt, diese Sequenz kann nur die *energetischen* Folgen negativer Erlebnisse ausgleichen, sie bringt unser Energiesystem wieder ins Gleichgewicht und unsere Fähigkeit, uns selbst zu schützen, wird wiederhergestellt. Leider ist es jedoch *nicht* möglich, damit auch die *psychischen* Narben auszulöschen, also die Konsequenzen, die die erlebten Verletzungen für unser *Verhalten* haben. Die psychischen Verletzungen verlangen meist nach einer speziellen Therapie (Psychoanalyse oder Verhaltenstherapie) oder nach kinesiologischen Methoden, mit deren Hilfe die Blockaden, die unser Leben sabotieren, aufgelöst werden können; dies ist auch mit der PBA möglich, aber es sollte unbedingt dafür ausgebildeten und zugelassenen Therapeuten vorbehalten bleiben!

Ziel *dieses* Buches ist es, dass wir lernen, unsere Emotionen jeden Tag aufs Neue ins Gleichgewicht zu bringen, ohne uns um die Blockaden zu kümmern, die ihre Ursachen sein könnten. Alte energetische Narben beseitigen – dazu verhilft uns die Sequenz, die ich im Folgenden vorstelle.

Die fünf Punkte zum Auflösen energetischer „Narben":
MP10 re – Gb34 li – Le2 re – Bl62 re – MP6 li

Punkt 1	(MP10 re)

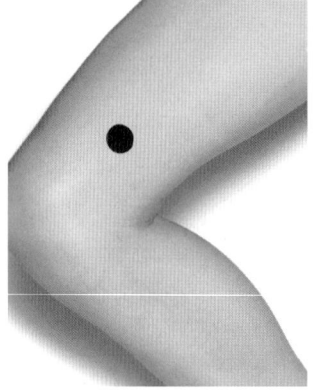

Fahren Sie an der *Innenseite* Ihres rechten Knies entlang Richtung Becken, bis Sie eine große knöcherne Erhebung spüren, das untere Ende Ihres Oberschenkelknochens. Gehen Sie von dieser knöchernen Erhebung aus etwa 5 Zentimeter den Oberschenkel aufwärts und drücken Sie diesen Punkt kräftig. Sie können sich hier nicht irren, denn dieser Punkt ist meistens äußerst sensibel. Wollen Sie den Punkt bei einer anderen Person finden, so bitten Sie sie, das rechte Bein auszustrecken; legen Sie dann Ihre linke Hand auf das Kniegelenk – der Punkt befindet sich dann genau unter Ihrem Daumen.

Punkt 2	(Gb34 li)

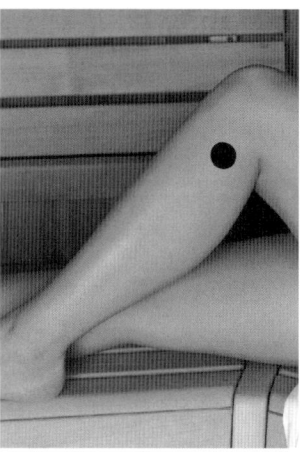

Tasten Sie etwa 5 Zentimeter unterhalb des linken Knies an der *Außenseite* Ihres Beins entlang, bis Sie eine knöcherne Erhebung spüren, das obere Ende des Wadenbeins. Drücken Sie etwas unterhalb und minimal vor dieser Erhebung, dort, wo Sie eine kleine Vertiefung ertasten; auch hier können Sie sich nicht irren, denn dieser Punkt ist ebenfalls sehr empfindlich.

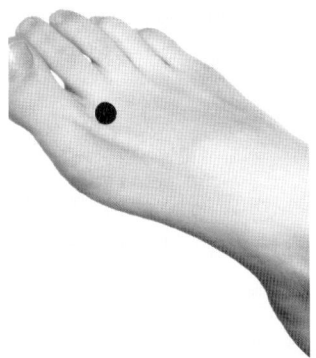

Auf dem rechten Fußrücken, in der Vertiefung zwischen dem großen und dem 2. Zeh. Drücken Sie fest zu und Sie werden spüren, dass auch diese Stelle sehr schmerzempfindlich ist. (Hierzu gibt es eine kleine Anekdote: Ich glaube, dass meine Berufung zur *Akupressur* mit diesem Punkt zu tun hat. Vor langer Zeit, als ich die Grundlagen der *Akupunktur* erlernte, übte ich mit einer charmanten jungen Frau; diese junge Frau hat mir genau auf diesen Punkt eine Akupunkturnadel gesetzt; den Schmerz werde ich niemals vergessen. An diesem Tag habe ich beschlossen, dass ich unbedingt eine weniger schmerzhafte Methode finden müsse.)

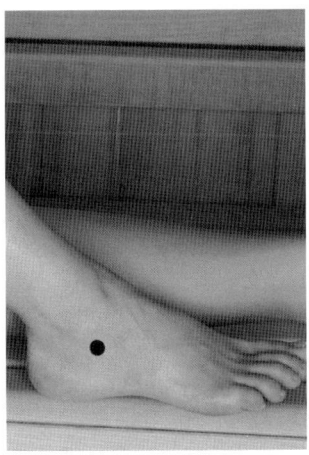

Am rechten äußeren Fußgelenk finden Sie die Erhebung, die das untere Ende des Wadenbeins bildet; drücken Sie genau unterhalb dieser Erhebung.

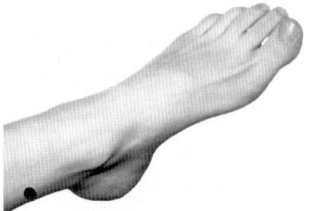

Am linken inneren Fußgelenk, etwa 5 Zentimeter oder vier Daumen über dem inneren Fußknöchel (des Schienbeins). Diesen Punkt haben wir bereits als Punkt 1 der Sequenz gegen negatives Denken kennengelernt.

Sequenz Nr. 7 zum Wiederaufladen aller energetischen Zentren

Wir haben uns nun von allen negativen Energien gereinigt und es ist an der Zeit, dass wir uns wieder mit positiver Energie aufladen. Sequenz Nummer 7 hilft uns, die sieben energetischen Zentren wieder positiv aufzuladen. Sie bringt alle Zentren auf einen Schlag wieder ins Gleichgewicht und sorgt dafür, dass sie wieder im Gleichklang schwingen und die Energie wieder frei fließen kann.

Es handelt sich hier um eine ganz grundlegende, essenzielle Sequenz, die sich in sämtlichen Kombinationen wiederfindet, die in diesem Buch vorgestellt werden, denn mit ihr wird jede energetische Arbeit abgeschlossen. Diese Sequenz gibt allem, was zuvor bearbeitet wurde, Halt und Stabilität.

Einen weiteren Aspekt dieser Punkteabfolge möchte ich hier noch erwähnen, der im vorherigen Abschnitt kurz angeschnitten wurde: Diese Punktesequenz wird immer dann angewandt, wenn Konditionierungen zu „deprogrammieren" sind, die unser Leben sabotieren.

Die fünf Punkte zum Wiederaufladen der energetischen Zentren: Lu6 re – Bl2 li – Spezialpunkt linker Arm – MP10 re – Gb44 li

(Lu6 re)   **Punkt 1**

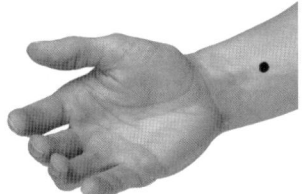

An der Unterseite des rechten Unterarms, zwischen den beiden Beugesehnen des Handgelenks, etwa 5 Zentimeter von der Handgelenksfalte entfernt in Richtung Schulter. (Punkt 1 der Sequenz gegen Überempfindlichkeit).

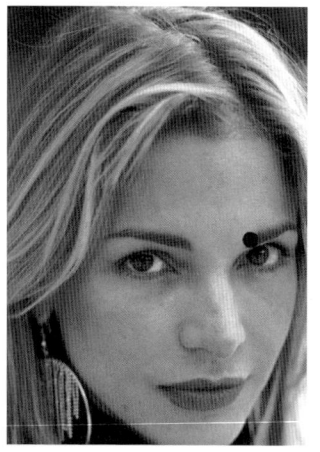

Tasten Sie, beginnend an der Nase, an Ihrer linken Augenbraue entlang. Folgen Sie dabei mit Ihrem Daumen dem unteren Rand des Brauenbogens – schieben Sie beim ersten Mal die Braue leicht nach oben. Nach 1 bis 2 Zentimetern – die Entfernung ist individuell unterschiedlich – werden Sie eine kleine Vertiefung ertasten, die in der Regel sehr empfindlich ist. Dort liegt der Punkt.

Punkt 3 *(Spezialpunkt linker Arm)*

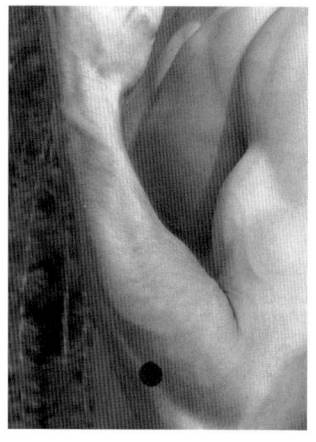

An der Außenseite des linken Vorderarms, wenn die Hand auf der rechten Schulter liegt und der Arm gegen die Brust gedrückt wird. Etwa 6 oder 7 Zentimeter vom Ellbogen entfernt (– die Angaben gelten für Personen mittlerer Größe; sind Sie kleiner, so ist der Abstand kürzer) ertasten Sie an der Außenseite des Unterarms in der Tiefe eine kleine Mulde, die die beiden Unterarmknochen trennt (und die manchmal sogar mit dem bloßen Auge zu erkennen ist); vielleicht müssen Sie in der Tiefe etwas umhertasten, in der Regel lässt sich der Punkt jedoch gut finden. Machen Sie sich keine Gedanken, wenn Sie zunächst ein wenig suchen müssen; orientieren Sie sich einfach an der Empfindlichkeit, sie wird Ihnen helfen, die richtige Stelle zu finden. Es gibt noch eine weitere Methode, diesen Punkt zu finden: Ziehen Sie eine virtuelle Linie durch die Mitte des linken Ellbogens bis zur Daumenwurzel; Sie finden den Punkt im ersten Drittel dieser Linie in einer kleinen Grube.

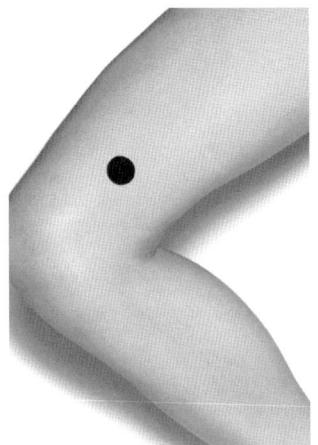

Auf der Innenseite des rechten Oberschenkels, etwa 3 oder 4 Zentimeter über der knöchernen Erhebung, die das untere Ende des Oberschenkelknochens bildet (wie Punkt 1 der Sequenz zum Auflösen der „Narben"). Alternativ können Sie auch Ihre linke Hand auf das rechte Knie legen, der Punkt befindet sich genau dort, wo der Daumen zu liegen kommt. Diese Technik eignet sich sehr gut, wenn man den Punkt bei einer anderen Person finden will.

(Gb44 li) **Punkt 5**

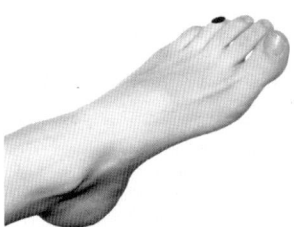

Am äußeren, zum kleinen Zeh hin gelegenen Nagelfalzwinkel des 4. linken Zehs. Es genügt, den 4. Zeh zwischen Daumen und Zeigefinger zu nehmen und kräftig in das Nagelbett zu drücken.

Sequenz Nr. 8 zum Freischalten der Ausdrucksfähigkeit

Diese Sequenz fördert den freien Ausdruck. Tatsächlich gibt es ja Situationen, in denen wir geistig völlig gelähmt sind; das kann so weit gehen, dass wir kein einziges Wort mehr herausbringen. Es kann sich dabei um Prüfungsangst handeln oder auch um die Anspannung vor einer schwierigen Verhandlung oder vor einem wichtigen Gespräch bei der Bank oder mit dem Vorgesetzten. Auch das Lampenfieber des Schauspielers vor seinem Auftritt gehört hierher und ebenso das des Anwalts vor seinem Plädoyer – es gibt eine Vielzahl derartiger Situationen.

Die Sequenz sollte auch dann angewandt werden, wenn uns bewusst ist, dass wir unter Unausgesprochenem leiden, darunter, dass wir vielleicht bestimmte Dinge bestimmten Personen gegenüber nicht zum Ausdruck bringen können – das kann zum Beispiel unser Lebenspartner oder unser Chef sein, es kann sich aber auch um unsere Eltern handeln.

Hier möchte ich darauf hinweisen, dass sich der Bereich, der für unseren kreativen Ausdruck und für die Kommunikation zuständig ist, in unserem Hals befindet und dass Blockaden des Ausdrucks sich an dieser Stelle somatisieren können; deshalb ist diese Sequenz bei allen chronischen Halsproblemen sehr wirkungsvoll, vor allem bei Kindern.

Bei Erwachsenen können chronische Probleme des Ausdrucks die Funktion der Schilddrüse beeinträchtigen. Darauf werden wir weiter hinten bei der Sequenz Nr. 17 noch genauer eingehen.

Als kleine Anekdote sei hier angemerkt, dass diese Sequenz mich häufig schmunzeln lässt, wenn ich sie bei meinen Seminaren und Fortbildungen meinen Teilnehmern zeige, die zu Beginn häufig etwas schüchtern und gehemmt verhalten, weil sie sich untereinander noch fremd sind. Sobald die Teilnehmer diese Sequenz miteinander geübt haben, erhebt sich fast sofort ein reges Stimmengewirr im Raum, alle entspannen sich, beginnen miteinander zu reden, Kontakte werden geknüpft. Das hat bisher immer so funktioniert.

Die fünf Punkte zum Freischalten der Ausdrucksfähigkeit:
Gb34 li – MP6 re – 3E5 li – Ma36 re – Bl2 li

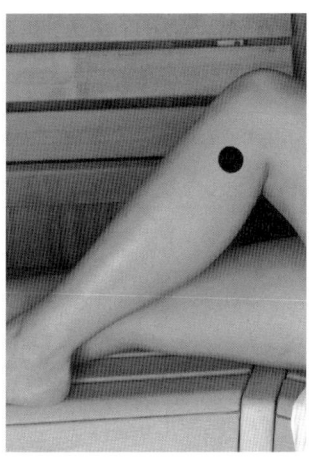

An der Außenseite des ausgestreckten linken Beins, in der Vertiefung vor der knöchernen Erhebung, die das obere Ende des Wadenbeins bildet. (Diesen Punkt finden Sie auch als Punkt 2 in der Sequenz zum Auflösen der „Narben".)

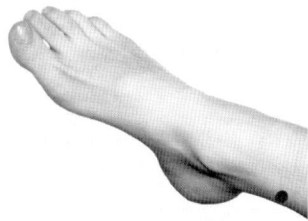

Dieser Punkt entspricht dem Punkt 5 der Sequenz zum Auflösen der „Narben": Vier Daumenbreiten über dem inneren Knöchel des rechten Fußes, an der hinteren Seite des Schienbeins.

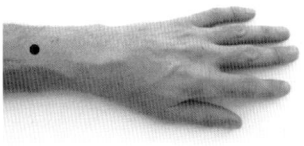

An der Oberseite des linken Unterarms, wenn die linke Hand auf der rechten Schulter liegt und der Arm fest an den Körper gedrückt wird, etwa 5 Zentimeter von der Handgelenksfalte entfernt, zwischen Elle und Speiche, wo üblicherweise das Zifferblatt Ihrer Armbanduhr liegt. Wir haben diesen Punkt bereits als Punkt 4 der Sequenz gegen Angst und als Punkt 2 der Sequenz gegen Überempfindlichkeit kennengelernt.

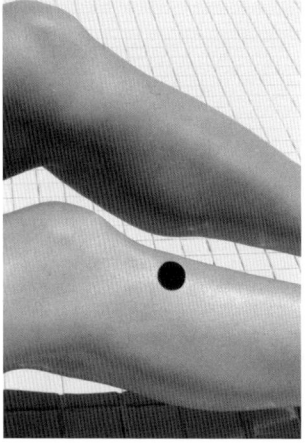

Auf der Außenseite des ausgestreckten rechten Beins, etwa 1,5 Daumenbreiten neben dem Schienbeinkamm; Sie können auch Ihre rechte Hand auf Ihre Kniescheibe legen; der Punkt befindet sich dann genau dort, wo Ihr Zeigefinger endet. Auch diesen Punkt kennen wir bereits, es handelt sich um Punkt 5 in der Sequenz gegen zwanghafte Gedanken.

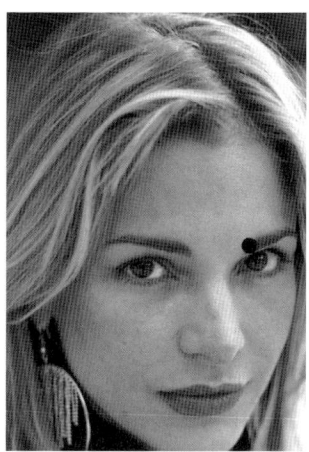

Auf dem linken Augenbrauenbogen lässt sich etwa 2 Zentimeter von der Nasenwurzel entfernt eine kleine Vertiefung ertasten – dort liegt der Punkt. Es handelt sich um den Punkt 2 der Sequenz zum Wiederaufladen der energetischen Zentren.

Sequenz Nr. 9 zum Ausbalancieren von Yin und Yang

Sicher haben Sie bemerkt, dass es sich bei den Erläuterungen im ersten Kapitel um das Gleichgewicht von Yin und Yang handelt. Unsere Körperenergien verteilen sich auf zwei unterschiedliche Polaritäten: auf Yin und Yang. In der chinesischen Medizin ist jeder Meridian entweder Yin oder Yang zugeordnet. Yin ist der überwiegend weibliche Pol, Yang der mehr männliche. Frauen sind demnach überwiegend Yin, tragen aber dennoch etwas Yang in sich; bei den Männern verhält es sich genau umgekehrt. Beansprucht nun eine Polarität in uns mehr Gewicht, als ihr zusteht, so stört dies unser gesamtes Gefühls- und Beziehungssystem. Es ist deshalb nur vernünftig, auf ein Gleichgewicht zwischen den beiden Polen zu achten.

Diese Sequenz wird häufig auch bei Gewichtsproblemen eingesetzt: Stellen wir nämlich das Gleichgewicht zwischen Yin und Yang wieder her, so wird damit der Stoffwechsel angeregt und wir können abnehmen – vorausgesetzt, dem Übergewicht liegen keine Stoffwechselstörungen oder psychosomatischen Probleme zugrunde. Ist Letzteres der Fall, so muss darüber hinaus eine „Deprogrammierung" der Blockaden vorgenommen werden. Übergewicht ist jedoch häufig auch eine Angstreaktion: Unser „Reptiliengehirn" ist nicht in der Lage, die Gründe für unsere Angst zu analysieren, erinnert sich jedoch daran, dass die Urangst des Menschen diejenige vor dem Verhungern ist, und befiehlt, Vorräte anzulegen!

Des Weiteren kann Übergewicht eine Möglichkeit sein, sich symbolisch vor der äußeren Welt zu schützen (wenn man etwa in der Angst lebt, angegriffen zu werden), oder auch der unbewusste Versuch, sich selbst möglichst unattraktiv erscheinen zu lassen. (Unser Unterbewusstsein geht manchmal komplizierte Wege, um uns diesen Streich zu spielen …) Viele meiner Leser haben mir bestätigt, dass diese Sequenz eine sehr wichtige Rolle bei Übergewicht spielt. So schrieb mir eine Mutter, dass ihre Tochter ihr mein Buch heimlich weggenommen und damit in einem Monat 5 Kilo abgenommen habe, indem sie einfach nur einen Monat lang morgens und abends hartnäckig und ausdauernd die fünf Punkte für Yin und Yang stimuliert habe.

Darüber hinaus hat die Sequenz offenbar auch eine positive Wirkung auf das gesamte endokrine System und auf das Lymphsystem. Für mich persönlich ist sie das „Sahnehäubchen": Wir haben unser energetisches System von Grund auf gesäubert und haben daraufhin die Grundschwingung unserer energetischen Zentren (oder Chakren, wenn Sie so wollen) wiederhergestellt. Es kann uns jetzt nur zum Vorteil gereichen, wenn wir uns noch die Zeit nehmen und das Gleichgewicht von Yin und Yang wiederherstellen, denn in meiner Praxis habe ich die Erfahrung gemacht, dass es häufig genau dieser Augenblick ist, in dem sich meine Patienten am meisten entspannt und im Gleichgewicht fühlen, in dem sie heiter und gelassen werden, fast ein wenig „wie auf Wolken schweben".

Die fünf Punkte zum Ausbalancieren von Yin und Yang: MP4 re – MP10 li – Di4 re – Ma36 re – Bl67 re

(MP4 re)   **Punkt 1**

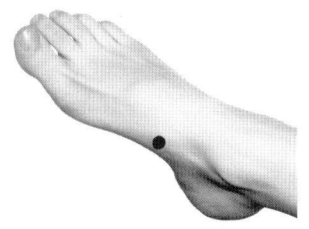

An der Innenseite des rechten Fußes, hinter dem höchsten Punkt des 1. Mittelfußknochens. Folgen Sie der Krümmung an der Innenseite Ihres rechten Fußes, so ertasten Sie an der höchsten Stelle dieser Krümmung eine kleine Vertiefung, nämlich den Gelenkzwischenraum zwischen Fußknöchel und 1. Mittelfußknochen. Achtung, dieser Punkt ist oft sehr empfindlich (– um es vorsichtig zu formulieren) … Er ist jedoch weniger empfindlich als der offizielle Akupunkturpunkt MP4.

(MP10 li)   **Punkt 2**

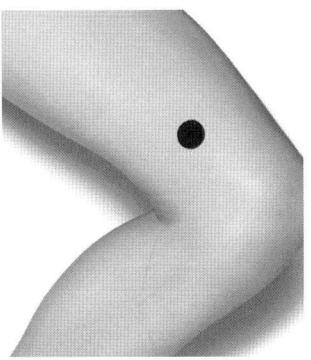

An der Innenseite des linken Oberschenkels, etwa 3 Zentimeter über der knöchernen Erhebung, die das untere Ende des Oberschenkelknochens bildet. Dies ist das Pendant zu Punkt 1 aus der Sequenz zum Auflösen der „Narben" und zu Punkt 4 der Sequenz zum Wiederaufladen der energetischen Zentren.

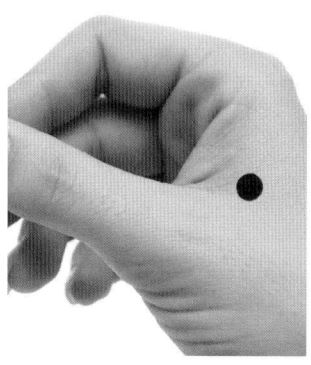

Auf dem rechten Handrücken, zwischen Daumen und Zeigefinger. Dies ist der Punkt 2 aus der Sequenz gegen negatives Denken und Punkt 3 aus der Sequenz gegen zwanghafte Gedanken sowie das Pendant (an der anderen Hand) zum Punkt 4 aus der Sequenz gegen Depression.

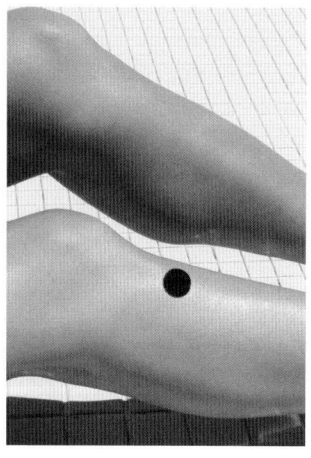

An der Außenseite des rechten ausgestreckten Beins, etwa zwei Daumenbreiten neben dem Schienbeinkamm, auf der Höhe des oberen Endes des Wadenbeins. Diesen Punkt kennen wir bereits aus der Sequenz gegen zwanghafte Gedanken (Punkt 5) und aus der Sequenz für Ausdrucksfähigkeit (Punkt 4).

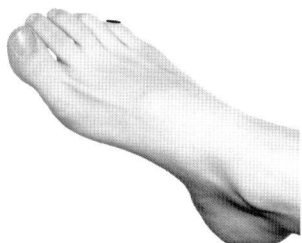

Etwa 1 Zentimeter hinter und ein wenig neben dem äußeren Nagelfalzwinkel des rechten kleinen Zehs. Dies ist auch Punkt 1 in der Sequenz gegen Ängste.

Sequenz Nr. 10 gegen unterdrückte Wut

Hier folgt also die Sequenz, die ich den neun vorangegangenen hinzugefügt habe. Man sagt ja, dass Wut ein schlechter Ratgeber sei, und dies bewahrheitet sich auch auf der energetischen Ebene. Dabei handelt es sich um die Fälle, in denen die unterdrückte Wut die Szene beherrscht. Die betroffene Person ist voller Wut, voller Argwohn, Eifersucht, ja man kann sogar von Hass sprechen. Alles stellt sich für sie eindeutig negativ dar, der Gesichtsausdruck ist angespannt, hämische, bösartige Worte fallen oder werden nur mit größter Mühe zurückgehalten; dieser Zustand kann Tage, sogar Wochen anhalten, die gesamte Umgebung steht diesem Zustand hilflos gegenüber, der bei Weitem schlimmer ist als eine einfache negative Einstellung, wie wir sie in der zweiten Sequenz kennengelernt haben; hier ist die Negativität bis zum Äußersten gesteigert, sie entzündet sich von einem Augenblick zum nächsten, an einem völlig harmlosen Kommentar.

Wichtig zu wissen:

Das Schlimmste daran ist jedoch, dass diese Energie so gewaltig ist, dass sie die Wirkung der anderen, zuvor beschriebenen Sequenzen blockiert – ebenso wie die der Sequenzkombinationen, die wir im nächsten Kapitel kennenlernen.

Aus diesem Grund tun wir gut daran, diese Sequenz an zehnter Stelle anzuführen. Wir brauchen sie zwar nicht sehr häufig, da dieser Zustand nur selten vorkommt; umso wichtiger ist es jedoch zu wissen, dass diese Punktefolge immer sofort – und zwar vor allen anderen – angewandt werden muss, wenn man den geringsten Verdacht hat, dass man selbst oder eine andere Person Opfer dieses Zustands ist. Wird nämlich diese Energie nicht aufgelöst, so blockiert sie die Wirkung aller anderen Sequenzen.

Die Möglichkeit unterdrückter Wut muss also grundsätzlich immer in die Überlegung mit einbezogen werden, wenn eine der Kombinationen, die wir anschließend kennenlernen werden, nicht die erwartete Wirkung zeigt. Ein weiterer interessanter Aspekt zeigte sich im Anschluss an die Veröffentlichung der ersten Ausgabe dieses Buches; viele meiner Leser haben mich darüber informiert, dass diese Sequenz eine überraschende Wirkung bei Wutausbrüchen entfaltet. Diese Leser haben es sich zur Gewohnheit gemacht, immer dann, wenn ihnen der Kragen platzt, sofort diese Sequenz anzuwenden – nach 10 Minuten ist ihre Wut verraucht.

Die fünf Punkte gegen unterdrückte Wut:
Spezialpunkt Nabel – Gb34 li – MP6 li – Di4 re –
Spezialpunkt linker Fuß

(Spezialpunkt Nabel) **Punkt 1**

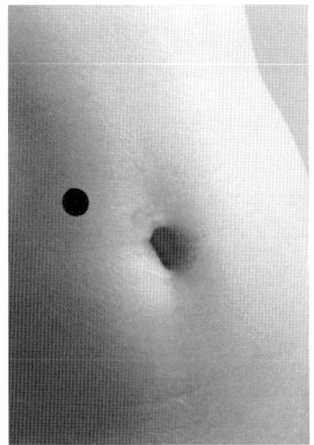

Auf dem Bauch, etwa eine Daumenbreite über und zwei Daumenbreiten rechts neben dem Bauchnabel.

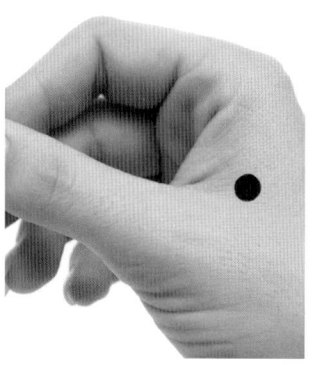

Auf dem rechten Handrücken, zwischen Daumen und Zeigefinger. Wir sind diesem Punkt bereits bei der Sequenz gegen negatives Denken (Punkt 2), bei der Sequenz gegen zwanghafte Gedanken (3) und bei der Sequenz für das Ausbalancieren von Yin und Yang (3) begegnet.

Punkt 3   *(MP6 li)*

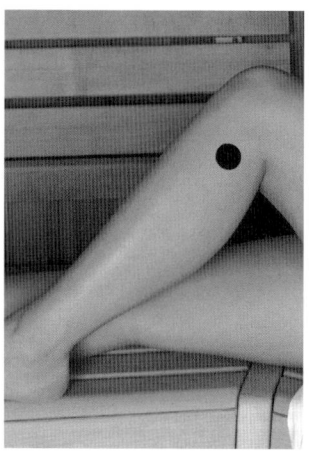

An der Außenseite des linken Beins, in der Vertiefung genau unter und etwas vor dem oberen Ende des Wadenbeins. Es handelt sich um den Punkt 2 der Sequenz zum Beseitigen der Narben und um den Punkt 1 für Ausdrucksfähigkeit.

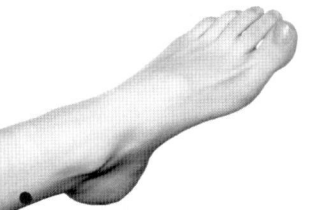

Auf der Innenseite des linken Fußgelenks, vier Daumenbreiten über dem Fußknöchel, in Richtung des hinteren Randes des Schienbeins. Dies ist Punkt 1 aus der Sequenz gegen negatives Denken und Punkt 5 der Sequenz zum Auflösen der Narben.

(Spezialpunkt linker Fuß) | **Punkt 5**

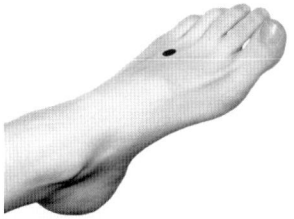

Auf dem linken Fußrücken, zwischen der Wurzel des 3. und 4. Zehs. Dies ist das Pendant zu Punkt 3 aus der Sequenz gegen negatives Denken.

Die sieben nützlichsten Sequenzkombinationen für Stress- und Krisensituationen

 Wunder ereignen sich für diejenigen, die daran glauben.

BERNARD BERENSON

Wenn wir etwas wirklich wollen, so ist der Glaube daran, dass unser Wunsch tatsächlich Wirklichkeit wird, mit Sicherheit ein entscheidender Faktor für das Erreichen des Ziels; dies gilt für alle Bereiche unseres Lebens. In diesem Sinne heißt es auch, das *wahre* Gebet sei nicht eines, mit dem man um ein Gnadengeschenk bitte; man solle vielmehr so tun, als hätte man das Ersehnte bereits erhalten, und sich dafür *bedanken.* Unerschütterlicher Glaube an die göttliche Kraft lässt sich nur dadurch zum Ausdruck bringen, dass man keinen Augenblick an einem positiven Ausgang zweifelt.

Amerikanische Forscher, die ja besonders gerne Statistiken erstellen, haben herausgefunden, dass Kranke, die fest an ihre Genesung *glauben*, größere Chancen haben, wieder gesund zu werden, als andere, die *nicht* daran glauben. Noch erstaunlicher sind die Ausführungen von Deepak Chopra, dem bekannten amerikanischen Endokrinologen und Experten für ayurvedische Medizin; nach seinen Erfahrungen bessert sich der Zustand von Kranken, deren behandelnder *Arzt* an die Genesung *glaubt*, deutlich rascher und nachhaltiger als der Zustand von Kranken, deren Pflegepersonal sie bereits aufgegeben hat (– selbst wenn dies den Kranken verheimlicht wird).

Will man also sicher sein, dass man bei der Anwendung der Sequenzen der PBA zufriedenstellende Ergebnisse erzielt, so muss man auch an ihre Wirkung glauben. Dabei geht es keinesfalls darum, eine Art von Plazeboeffekt zu erzielen oder Autosuggestion zu betreiben, sondern wir wollen damit *die volle kreative Kraft der Gedanken nutzen!*

In diesem Kapitel lernen Sie zunächst, herauszufinden, ob ein „psychologisches Boykottprogramm" aktiviert ist, und es auszuschalten; anschließend wenden wir uns bestimmten Abfolgen oder *Kombinationen* von Fünf-Punkte-Sequenzen zu, nämlich für:

- Notfälle
- Depressionen
- Panikattacken
- Zwanghafte Gedanken
- Prüfungsangst oder Lampenfieber
- Übergewicht
- Überempfindlichkeit

Diese sieben Kombinationen entsprechen den sieben emotionalen Situationen, mit denen ich in meiner Praxis am häufigsten konfrontiert werde.

Anschließend befassen wir uns mit Blütenessenzen, die uns die Möglichkeit bieten, die Wirkung dieser Sequenzkombinationen noch zu „potenzieren".

Zunächst wollen wir also herausfinden, ob ein „psychologisches Boykottprogramm" vorliegt, das heißt: feststellen, ob eine betroffene Person wirklich den festen Willen hat, ihren Problemen auf den Grund zu gehen, oder nicht.

Der amerikanische Psychotherapeut Dr. Roger Callahan hat dieses Konzept in seinem Buch *Leben ohne Phobie* (Kirchzarten: VAK, 11. Aufl. 2009) sehr treffend beschrieben; er nennt das Phänomen des Selbstboykotts „psychische Umkehrung". Andere Autoren schlossen sich dieser Sichtweise an; Patrick Véret spricht in seinem Buch *La Médicine cosmogénétique ou l'Ènergo-médicine* ebenso davon wie Michel Dogna in seinem *Manuel du nouveau thérapeute* oder auch Dr. Jean Elmiger aus Lausanne in seinem Buch *La Médicine retrouvée ou les Ambitions nouvelles de l'homéopathie.*

Entscheiden wir uns für die Arbeit an uns selbst mithilfe der PBA, so sind wir entschlossen, die Bewährungsprobe, vor die wir gestellt werden, zu bestehen. Im Grunde ist unser Wille unerschütterlich. Wollen wir hingegen einer anderen Person helfen, so müssen wir uns versichern, dass sie nicht in einem psychologischen Boykottprogramm gefangen ist.

Ein solches Programm manifestiert sich immer dann, wenn es zu einem Konflikt zwischen unserem bewussten Willen, der ehrlich und wahrhaftig eine Verbesserung herbeisehnt, und unserem Unterbewusstsein kommt, das sich diesem Wunsch widersetzt. Eine unangenehme Situation kann nämlich – ohne dass wir uns dessen bewusst sind – für uns durchaus einen „psychologischen Nutzen" haben. So kann zum Beispiel jemand, der an einer schweren Depression leidet, sich aufrichtig wünschen, aus diesem Zustand wieder herauszufinden; sein Unterbewusstsein weiß jedoch, dass diese Erkrankung ihm die Aufmerksamkeit und Fürsorge seiner Umgebung garantiert; es hat somit kein Interesse daran, dass diese ausbleiben, und es widersetzt sich sogar der Genesung.

Wir sollten also zunächst den Willen der jeweiligen Person zur Genesung testen; dafür gibt es ein sehr einfaches Verfahren:

Der Muskeltest

Bitten Sie die Person, mit der Sie arbeiten wollen, ihren linken Arm bis in die Horizontale anzuheben. Erklären Sie dann, dass Sie nun Druck auf den Arm ausüben werden und dass sie den Arm möglichst in dieser Position halten soll. Legen Sie ihr dann – der Person gegenüberstehend – Ihre *linke* Hand auf deren rechte Schulter [oder falls Sie lieber hinter ihr stehen: Ihre *rechte* Hand auf deren rechte Schulter]; damit stabilisieren Sie die andere Person in dem Moment, wenn Sie Druck auf den linken Arm geben. Üben Sie dann mit Ihrer anderen Hand einen kurzen, festen Druck auf das linke Handgelenk der Person aus und versuchen Sie, es nach unten zu drücken, um die Muskelspannung Ihres Gegenübers zu testen. [Anmerkung des Verlags: Eine genauere Anleitung zu diesem Muskeltest der Angewandten Kinesiologie finden Sie in dem Buch *Astro-Kinesiologie* von Y. H. Koch und W. v. Rohr. (Kirchzarten: VAK, 2005, S. 43 ff.)]

Bitten Sie die Person nun, an das zu denken oder laut auszusprechen, was sie verändern will (oder dass sie keine Angst mehr haben will, dass sie aus ihrer Depression herauskommen will, dass sie abnehmen will …), und führen Sie dabei den eben beschriebenen Test durch. Ist es der Person ernst, will sie also wirklich eine positive Veränderung, so wird ihr Arm Ihrem Druck standhalten und in seiner Position bleiben. Ist bei der Person jedoch ein psychologisches Boykottprogramm aktiv, so wird sie Ihrem Druck nicht standhalten können und den Arm sinken lassen.

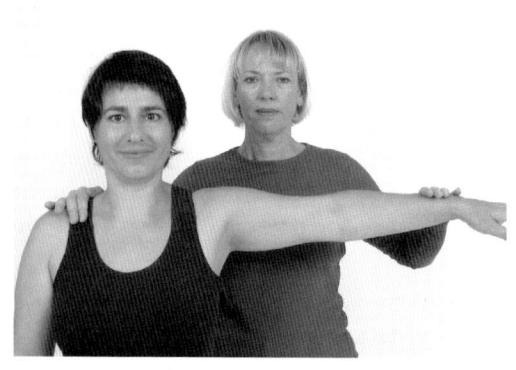

Der Muskeltest

Nun gibt man der Person fünf Tropfen der wunderbaren, vom Begründer der Blütentherapie, Dr. Bach, entwickelten „Notfalltropfen" unter die Zunge. Diese Tropfen sind in jeder Apotheke rezeptfrei erhältlich. Daraufhin klopft die betroffene Person fünfunddreißigmal mit ihrem Mittelfinger auf die Stelle, wo an der Außenseite der Handkante eine Falte entsteht, wenn die Hand zur Faust geballt wird. Dann klopft sie auf die Handkante der anderen Hand an der entsprechenden Stelle. Lassen Sie die Person nun noch einmal formulieren, was Sie verändern möchte, und wiederholen Sie den Test: Sie werden sehen, dass der Arm diesmal in seiner Position bleibt – das psychologische Boykottprogramm wurde mithilfe dieses einfachen Verfahrens ausgeschaltet.

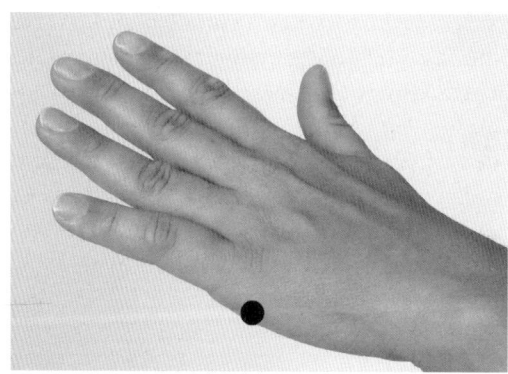

Der Handkantenpunkt (Dü3)

Die Wirkung wird vielleicht nicht sehr lange anhalten, jedoch lange genug, damit Sie die nun anstehende Aktivierung der Kreisläufe der PBA mit Erfolg einleiten können und nicht einen „inneren Saboteur" fürchten müssen.

Das Prinzip dieses Tests ist sehr einfach: Unsere Gedanken sind Energie, und wenn ein Gedanke störend wirkt (in diesem Fall derjenige, dass man eine angestrebte Veränderung unbewusst gar nicht will), so geht davon eine störende Energie aus, die unser Nervensystem beeinträchtigt und unsere Muskelspannung reduziert. Sobald der Gedanke uns nicht mehr stört, gewinnen wir unsere Energie zurück. Das funktioniert so mit allen unseren Gedanken: Sind sie nicht in Harmonie mit uns oder stören sie gar, so wird dadurch unsere Energie beeinträchtigt.

Dieser Test ist, wie bereits erwähnt, sehr bekannt. Patrick Véret nennt ihn *testing neuro-musculaire* (= den neuromuskulären Test), Michel Dogna spricht vom *biotest universel* (vom universellen Biotest). Der Name tut jedoch nichts zur Sache, wichtig ist allein, dass Sie sich seines Wertes und seiner Effizienz bewusst sind. Sie können ihn auch heranziehen, um festzustellen, ob die Schwingungen eines chemischen Produkts Sie beeinträchtigen oder nicht. Im vorliegenden Fall ermöglicht er uns, festzustellen, ob eine Person wirklich die Veränderung will.

Hinweis: Sollte der Test aus irgendeinem Grund (Schmerzen, Arthrose im Arm oder Ähnliches) nicht passend oder nicht möglich sein, so können Sie ihn auch mit anderen Muskelgruppen durchführen, etwa mit dem Beugen oder Strecken des Ellbogens, mit dem Öffnen der geschlossenen Faust oder mit dem Strecken eines angewinkelten Beins. Jeder Test, der es ermöglicht, die Spannkraft eines Muskels zu überprüfen und – im Falle eines psychischen Konflikts – das Nachgeben des Muskels sichtbar zu machen, wird zum selben Ergebnis führen.

Sie sollten auch wissen, dass dieser Test Ihnen für sich selbst wertvolle Hilfestellung geben kann: Sie können ihn auch bei sich selbst durchführen, wenn Sie sich nicht sicher sind, in welchem Zustand Sie sich befinden. Lassen Sie mich dies erklären: Es ist sehr schwierig, über ausreichend Klarheit und Objektivität zu verfügen, um den eigenen Zustand mit Sicherheit beurteilen zu können. Nehmen wir an, Sie fühlen sich eines Morgens nicht besonders gut. Sie wollen an sich arbeiten, sind sich aber nicht sicher, ob Sie vielleicht eine negative Einstellung oder Angst haben oder ob Sie depressiv sind. Bitten Sie eine andere Person, Ihren Arm zu testen, und denken Sie dabei: „Ich habe eine negative Einstellung." Gibt Ihr Arm nach, so ist die Antwort negativ, Sie brauchen also diese Punktesequenz nicht. Hält Ihr Arm jedoch stand, so weist dies darauf hin, dass Sie eine negative Einstellung haben – denn der Gedanke hat bei Ihnen keine Störung verursacht, er stimmt also mit dem überein, was für Sie an diesem Tag tatsächlich zutrifft, und Sie sollten also an diesem Aspekt arbeiten.

Auch wenn Sie genauer wissen wollen, was eine Person, der Sie helfen möchten, wirklich braucht, können Sie diesen Test zu Hilfe zu nehmen.

Kleiner Exkurs über Kinesiologie – für Interessierte

In den Sechzigerjahren des 20. Jahrhunderts machte der amerikanische Chiropraktiker George Goodheart die Beobachtung, dass sich Muskeln stärken lassen, indem man andere Muskeln des Körpers, die zunächst keine Verbindung zu ihnen aufweisen, zusammendrückt oder massiert. [Auf der Basis dieser Erkenntnis entwickelte er sein System der *Applied Kinesiology*, eine ausgefeilte Therapiemethode für Ärzte. Die heute bei uns gängige Bezeichnung „Angewandte Kinesiologie" hingegen ist nicht einfach die Übersetzung für *Applied Kinesiology*, sondern ein später eingeführter deutscher Oberbegriff für vielerlei popularisierte Richtungen und Spielarten der Kinesiologie, die auch von medizinischen Laien angewendet werden können. – Anm. d. Vlgs.]

Der Grund für dieses Phänomen ist, dass unser Körper ein zusammenhängendes Ganzes darstellt und alle Organe und Systeme über energetische Kreisläufe miteinander verbunden sind. Diese Verbindung zwischen Muskeln und den verschiedenen Organen wird durch die Meridiane hergestellt.

Ein *Übermaß* an Energie oder eine *Blockierung* der Energie in diesen Energiekanälen kann zu einer Schwächung des damit in Verbindung stehenden Organs führen – dies lässt sich am dazugehörenden Muskel feststellen. So ist zum Beispiel der Quadrizeps-Muskel dem Dünndarm zugeordnet. Leidet man an einer Milchallergie und trinkt ein Glas Milch, so ist die Intoleranz gegenüber der Milch zunächst im Dünndarm und dann am Quadrizeps wahrnehmbar.

Kinesiologieanwender können ein Problem bis zu seiner Wurzel zurückverfolgen, indem sie unterschiedliche Muskeln testen. Sie unterscheiden drei Aspekte der Gesundheit: den „strukturellen" Aspekt (Physis, Körper), den geistigen und den biochemischen Aspekt. Unser Wohlbefinden hängt davon ab, ob sich diese drei Aspekte im *Gleichgewicht* befinden.

Kinesiologieanwender fordern ihre Klienten auf, dem Druck auf einen bestimmten Muskel standzuhalten (– wie oben beschrieben). Der Energiekreislauf des Muskels wird „ausgeschaltet", wenn ein Meridian oder ein bestimmtes Organ durch ein „Ungleichgewicht" der Energie gestört ist. Es gibt drei Arten von Ungleichgewicht:

- Das physische Ungleichgewicht

- Das biochemische Ungleichgewicht: In diesem Fall legt man die chemische Substanz oder die Homöopathie direkt auf die Zunge oder auf die Haut und testet …

- Das geistige Ungleichgewicht: Man bittet die Person, sich auf einen bestimmten Gedanken oder ein Gefühl zu konzentrieren, und testet den Unterschied in der Spannkraft des Muskels. (Die Ursachen vieler chronischer Erkrankungen haben auch einen starken emotionalen Aspekt; mit diesem Verfahren lässt sich die versteckte Ursache eines Problems ausfindig machen.)

Mit dem Test auf geistiges Ungleichgewicht decken wir das psychologische Sabotageprogramm auf.

✳

Bevor ich nun auf unterschiedliche Kombinationen von Fünf-Punkte-Sequenzen eingehe, möchte ich nochmals betonen, wie wichtig es ist, diese Methode als *Vorbeugemaßnahme* anzuwenden. Befinden wir uns noch in einem stabilen Zustand, haben sich also noch keine negativen Energien angesammelt, so ist die Wirkung der Sequenzen wesentlich besser. Fühlen wir uns zum Beispiel durch eine Bemerkung oder eine unangenehme Begegnung emotional belastet, so ist es am besten, sofort die Kombination der Fünf-Punkte-Sequenzen gegen Überempfindlichkeit anzuwenden; das Problem lässt sich damit in 5 Minuten regulieren. Vernachlässigt man es jedoch, so besteht die Gefahr, dass sich weitere negative Energien hinzugesellen und sich ansammeln, bis wir uns mit schwerwiegenden Problemen wie Ängsten oder Panik oder sogar mit einer Depression konfrontiert sehen. Natürlich ermöglicht es die PBA, diese Blockaden wieder *aufzulösen*; dennoch ist es im Interesse unserer Lebensqualität sinnvoller, deren Entstehen durch *Prävention* zu verhindern.

(Die im Folgenden jeweils aufgezählten Ziffern sind die Nummern der in Kapitel 3 vorgestellten Punktesequenzen.)

Bei Notfällen: 2/1/3/5/6/7/(4)/(9)

Diese Kombination hilft uns, uns auch größeren Krisensituationen zu stellen, die plötzlich über uns hereinbrechen können, wie etwa der plötzliche Tod eines geliebten Menschen, ein schrecklicher Unfall, eine schlechte Nachricht, der Verlust des Arbeitsplatzes oder eine Vergewaltigung.

Uns dem Ereignis stellen bedeutet nicht, dass es uns gleichgültig wird. So erkläre ich allen, die mit dem Schmerz über den plötzlichen Tod eines geliebten Menschen zu mir kommen, dass ich ihnen ihren Schmerz nicht nehmen kann, dass ich ihnen aber ein Mittel an die Hand geben kann, mit dem sie die Situation bewältigen können: indem ich ihre Fähigkeit, sich selbst zu helfen, wiederherstelle.

Zunächst geben Sie fünf Notfalltropfen von Dr. Bach unter die Zunge (falls zur Hand). Dies ist keine absolute Notwendigkeit, bringt aber eine gewisse Erleichterung und unterstützt so das Loslassen und die Wirkung der Fünf-Punkte-Sequenzen.

Anschließend führen Sie nacheinander die Sequenzen Nummer 2, 1, 3, 5, 6, 7 und 9 durch, jede insgesamt dreimal.

Sie wenden also zunächst die Sequenz Nr. 2 gegen negatives Denken an, dann die 1 gegen Depression, die 3 gegen Angst, die 5 gegen Überempfindlichkeit, die 6 zum Auflösen von Narben aus alten Traumata, darauf die 7 zum Wiederaufladen der energetischen Zentren und schließlich die 9 zum Ausbalancieren von Yin und Yang.

Sie werden feststellen, dass Sie bereits am Ende der Sequenz Nr. 3 anfangen, sich zu beruhigen. Arbeiten Sie mit einer anderen Person, so wird sich deren Gesichtsausdruck verändern; sie wird Ihnen berichten, dass sie sich bereits etwas ausgeglichener fühlt. Dennoch muss das Paket unbedingt vollständig durchgeführt werden, mindestens jedoch bis zur Sequenz Nr. 7. (Auf die 9 kann noch am ehesten verzichtet werden, sie ist das Sahnehäubchen, man kann sie weglassen, wenn man nicht genügend Zeit hat.)

Handelt es sich um einen sehr schwerwiegenden Fall, so sollte man das gesamte Verfahren nach einigen Stunden sowie an den folgenden Tagen wiederholen. Wahrscheinlich müssen nicht sämtliche Fünf-Punkte-Sequenzen wiederholt werden, vor allem nicht die Nummer 6.

Entsprechend den Fortschritten lässt man nach und nach eine Sequenz nach der anderen weg. Man verkürzt also das Paket immer mehr, bis nach einer gewissen Zeit nur noch die Sequenzen Nr. 5 und 7 übrig bleiben. Das ist keine starre Regel, sondern orientiert sich an den Bedürfnissen des Einzelnen. Sollten Sie Zweifel haben, so nehmen Sie den Muskeltest zu Hilfe und verschaffen Sie sich damit Klarheit: Arbeiten Sie für sich selbst, so denken Sie: „Ich brauche die Sequenz Nr. ...", und führen den Muskeltest durch; arbeiten Sie mit einer anderen Person, so bitten Sie sie, diesen Satz laut auszusprechen, und testen anschließend deren Muskel.

Sind Sie sich dennoch nicht völlig sicher, welche Vorgehensweise die richtige ist, oder zweifeln Sie vielleicht sogar an Ihrer Intuition (– das ist normal, wenn man mit dieser Arbeit gerade erst beginnt), so ist es immer besser, eine Punktesequenz zu viel zu machen, als eine auszulassen, die vielleicht nötig gewesen wäre. Eine Sequenz *zu viel*, etwa gegen Angst oder sogar die gegen Depression, das kann sich – auch wenn sie nicht wirklich gebraucht wird – nicht negativ auswirken. Lässt man hingegen eine Sequenz aus, die notwendig gewesen wäre, so riskiert man, dass das Verfahren an Wirkkraft verliert.

Hier noch ein Hinweis: Hat man immer wieder den Verdacht, dass das Thema zwanghafte Züge anzunehmen droht, kreist man unablässig um das

Geschehene oder spricht eine Person, mit der wir arbeiten, von nichts anderem mehr, so kann es durchaus sinnvoll sein, auch die Sequenz Nummer 4 gegen zwanghafte Gedanken hinzuzunehmen. Auch in einem solchen Fall kann der Muskeltest Klarheit darüber schaffen, wie weiter vorgegangen werden sollte.

Sie werden sehen, dass das Ganze letzten Endes nicht besonders kompliziert ist, es bedarf lediglich der genauen Beobachtung und des genauen Zuhörens sowie des gesunden Menschenverstands; im Zweifel kann man immer auf den Muskeltest zurückgreifen.

War das Erlebte jedoch zu einschneidend und stellen Sie fest, dass Sie es alleine nicht schaffen, so zögern Sie nicht, einen Arzt aufzusuchen und gegebenenfalls ein Antidepressivum zu akzeptieren.

Auch wenn Sie mit jemandem arbeiten, der Antidepressiva oder Angst lösende Medikamente einnimmt, so raten Sie ihm auf keinen Fall dazu, seine Medikamente abzusetzen. Dies ist ausschließlich Sache des behandelnden Arztes.

In diesem Zusammenhang sollten Sie sich auch an meine goldene Regel Nr. 4 erinnern: Immer, wenn Sie sich mit einer anderen Person befassen, sollten Sie Ihren neutralen Schutzschild aktivieren; schützen Sie sich damit, bevor Sie mit der Arbeit beginnen, und waschen Sie sich auch mindestens 30 Sekunden lang sorgfältig die Hände, wenn Sie die Arbeit beendet haben.

Denken Sie jedoch auch daran, dass Sie mit der systematischen und regelmäßigen Anwendung dieses wunderbaren Instruments PBA in den meisten Fällen verhindern können, dass Antidepressiva zum Einsatz kommen; wurde bereits vorher eine medikamentöse Therapie begonnen, so lässt sich diese Behandlungsform bei Anwendung von PBA wesentlich schneller wieder beenden (– bevor Abhängigkeit entsteht). Dazu ein Beispiel:

Zum Beispiel Camilla

Camilla, fünfunddreißig Jahre alt und Mutter eines kleinen Sohnes (Benjamin), kam durch ihre beste Freundin zu mir.

Benjamins Vater hatte sich entschieden, sie von einem Tag auf den anderen ohne Vorwarnung zu verlassen. Sie wusste nicht, ob er vielleicht eine andere Beziehung hatte. Er war drei Tage lang nicht nach Hause gekommen. Seither kam nur ein Telefonanruf am Tag, bei dem er sich sehr distanziert danach erkundigte, ob Benjamin mit der Situation zurechtkomme. Die Entscheidung schien unwiderruflich zu sein. Er wollte seiner Frau keinerlei Hoffnung mehr machen.

Ein Gedanke, den Camilla äußerte, ließ mich aufmerken: „Es ist ganz seltsam, ich habe den Eindruck, nichts mehr zu spüren. Es müsste mir eigentlich schlecht gehen, ich habe aber den Eindruck, dass es mir überhaupt nichts ausmacht."

Diese Art der Reaktion ist mir wohl bekannt, sie ist Indikator für einen Zustand, den ich als „energetische Starre" bezeichne: Camilla ist am Boden zerstört. Sie fühlt nichts, denn der Schlag war so heftig, dass ihr Gehirn zu dieser Notlösung gegriffen hat, um sie zu schützen und ihr Weiterleben sicherzustellen. Es ist wie eine Betäubung. Ich habe schon oft Patienten erlebt, die zu mir gekommen sind, weil sie einen geliebten Menschen verloren hatten, und mir Ähnliches berichtet haben; dies ging in manchen Fällen sogar so weit, dass sie sich schuldig fühlten, weil sie nichts empfinden konnten. Ich weiß jedoch auch, dass die Betäubung nicht lange anhält und dass das Risiko einer schweren Traumatisierung sehr real ist.

Dass Camilla so reagierte – oder besser: *nicht* reagierte –, das zeigte mir, wie ernst die Situation war. Ich habe setzte deshalb bei ihr das „Notfallpaket" ein.

Bei der dritten Punktesequenz begann sie zu weinen. (Das ist ein gutes Zeichen, es beweist, dass die Spannungen sich gelöst haben.)

Am Ende der Sitzung war sie noch entspannter. Mit einem schmalen Lächeln sagte sie: „Das grenzt ja wirklich an Zauberei." Sicher, ihre Situation hatte sich nicht geändert, aber sie war danach in der Lage, sie zu bewältigen.

Ich bin fest davon überzeugt, dass diese frühzeitige (ja, ich würde sogar sagen: präventive) Anwendung der PBA Camilla davor bewahrt hat, in eine schwere Depression hineinzuschlittern. In diesem Fall war das der Freundin zu verdanken, denn diese hatte darauf bestanden, dass Camilla mich aufsuchte – von sich aus wäre Camilla nicht gekommen.

Ich habe sie dann mehrere Monate lang noch hin und wieder begleitet, ich habe ihr gezeigt, welche Punktesequenzen sie bei sich selbst durchführen konnte, etwa dann, wenn sie sich sehr verletzlich fühlte – und schließlich konnte sie ihre Situation ohne Medikamente bewältigen.

Selbstverständlich wünsche ich Ihnen, dass Sie nicht allzu häufig mit derartigen Situationen konfrontiert werden; dennoch wissen Sie jetzt, dass das „Notfallpaket" eine zuverlässige Hilfe bietet.

Bei Depressionen: 2/1/3/(4)/(5)/(6)/7/(9)

Wir haben uns bereits mit den Anzeichen für eine Depression befasst, als wir die speziell dafür entwickelte Fünf-Punkte-Sequenz erörterten. Auch hier möchte ich daran erinnern, dass Sie immer den Muskeltest zuhilfe nehmen können, wenn Sie sich nicht sicher sind.

In jedem Fall müssen Sie herausfinden, ob ein psychologisches Boykottprogramm aktiv ist. Gegebenenfalls sollten Sie ein paar Notfalltropfen verabreichen, sofern Sie diese zur Hand haben. Die Notfalltropfen erleichtern das Loslassen und verstärken die Wirkung der Punktesequenzen. Die Einnahme ist jedoch nicht unverzichtbar; ich habe auch ohne dieses Hilfsmittel schon sehr oft gute Ergebnisse erzielt; die Tropfen sind einfach nur eine zusätzliche Möglichkeit.

Führen Sie hier ganz systematisch die Punktesequenzen Nr. 2, 1, 3 und 7 durch, also diejenigen gegen negatives Denken, gegen Depression, gegen Angst und die Sequenz zum Wiederaufladen der energetischen Zentren.

Je nach Situation besteht die Möglichkeit, nach der Sequenz Nr. 7 noch die 4 einzufügen – falls es sich um einen zwanghaften Zustand handelt – sowie die 5, sollte Überempfindlichkeit vorliegen; außerdem die Nr. 6, falls die Ursache der Depression ein schweres psychisches Trauma ist. Beenden Sie immer mit der 7 und eventuell noch mit der 9, die der geleisteten Arbeit Stabilität verleiht.

Beginnen Sie damit, die Sequenzen *täglich* durchzuführen, dann – je nach Entwicklung der Problematik – jeden zweiten Tag, jeden dritten Tag …; nach und nach können Sie die Sequenzen Nr. 1 und 2 weglassen. Sie werden sehen, dass dies sehr rasch geht.

Andererseits sollten Sie bei einer Depression auf keinen Fall ein Risiko eingehen. Haben Sie das Gefühl, dass sich Verbesserungen nur sehr zögernd einstellen, oder kommt gar eine Todessehnsucht auf, so suchen Sie umgehend einen Arzt auf bzw. raten Sie Ihrem Gegenüber dazu. Eine Depression ist eine sehr ernste und sehr gefährliche Erkrankung, die leicht aus dem Ruder laufen kann. Es nützt niemandem, wenn Sie den Helden spielen, und es ist keine Schande, eine Zeit lang ein Antidepressivum einzunehmen. Arbeiten Sie parallel dazu konsequent weiter mit der PBA, so kann diese die Wirkung des Medikaments unterstützen, sodass dieses früher abgesetzt werden kann. Nochmals: Gehen Sie weder bei sich selbst noch bei einer anderen Person, der Sie helfen wollen, ein Risiko ein!

Junge Menschen kurz vor Eintritt ins Erwachsenenalter können ebenso von einer Depression heimgesucht werden wie Kinder und selbst Kleinkinder. Daran sollte man immer denken und darüber hinaus sollte man wissen, dass sich ein junger Mensch oder ein Kind nicht so ausdrücken kann wie ein Erwachsener, dass man also eher an seinem Verhalten oder seinen schulischen Leistungen ablesen kann, wenn es ihm nicht gut geht.

Zum Beispiel Anna

Anna war zwölf Jahre alt, ihre Brüste begannen sich gerade zu entwickeln; dies und der Beginn einer Akne kündigten die bevorstehende Pubertät an. Und das kam zu einer bereits schwierigen psychologischen Situation hinzu – die Sorglosigkeit der Kindheit zu verlassen, zu sehen, wie der eigene Körper sich verändert – all dies wirkt destabilisierend, das wissen wir nur zu gut.

Seit einiger Zeit weinte sie ständig. Sie besuchte die dritte Klasse eines Gymnasiums. Während der beiden vorangegangenen Schuljahre war sie von einem anderen Mädchen in ihrem Alter gemobbt worden, das sie außerdem auch noch beim Reitunterricht traf.

Im laufenden Schuljahr war sie ihrer Peinigerin zwar entkommen, weil diese die Schule gewechselt hatte; sie trafen sich jedoch nach wie vor regelmäßig beim Reitunterricht, was sich für Anna zu einer wahren Phobie entwickelte: Ihre Gedanken kreisten pausenlos darum und sie war kurz davor, ihr Hobby aufzugeben, obwohl ihre Lehrer ihr Talent und Ausdauer bescheinigten.

Ich wandte bei ihr die folgenden Punktesequenzen an: Negatives Denken, Depression, Angst, zwanghafte Gedanken, Narben aus alten Traumata und Wiederaufladen der energetischen Zentren.

> Die Besserung kam schnell. Bereits bei der zweiten oder dritten Sitzung brauchte ich nur noch die Sequenz gegen Überempfindlichkeit und die Sequenz zum Ausbalancieren von Yin und Yang als Abrundung.

Anna nimmt weiterhin Reitunterricht, ihrer „Feindin" steht sie gleichgültig gegenüber, ihre schulischen Leistungen, die dabei waren, sich zu verschlechtern, haben sich stabilisiert. Auch hier hat die PBA wieder dafür gesorgt, dass eine Situation nicht eskaliert ist; das Problem ließ sich innerhalb von zwei Wochen lösen.

Spezialfall: Säuglinge

Bei jedem Baby, das übermäßig viel weint, das nicht schläft oder unter Koliken leidet, besteht der Verdacht auf eine Depression; da kann man mit der PBA helfen.

Das gilt vor allem für die Kinder, die eine lange und schwierige Geburt erlebt haben, die vielleicht mit der Geburtszange oder sogar mit einem Kaiserschnitt zu Ende gebracht wurde; noch schlimmer ist ein anschließender Aufenthalt in einer Klinik oder gar im Brutkasten. Diese Kinder haben bei ihrer Mutter die Energie der Panik im Augenblick der Entbindung erlebt (– wenn nicht sogar beim Pflegepersonal); natürlich konnten diese Kinder die wirklichen Gründe für die Panik nicht erfassen, sie bekamen Angst, stellten fest, dass sie plötzlich nicht mehr im Mutterleib, sondern auf der Welt waren, und wurden nun ihrerseits von Panik ergriffen. Ihr ganzes bisheriges Leben, also die neun Monate der Schwangerschaft, hatten sie im Einklang mit den Schwingungen ihrer Mutter verbracht, denen man sie plötzlich entrissen hatte; oft waren sie nach der Geburt mehrere Stunden oder sogar Tage ohne Kontakt zur Mutter. Sie waren also nicht nur mit der Panik konfrontiert, zu leben, sondern auch noch mit der Panik, verlassen worden zu sein. Ganz zu schweigen von dem Schrecken, den ein körperlicher „Angriff" etwa mit der Saugglocke darstellt.

Jean Elmiger weist in seinem Buch über alte Heilmethoden und Homöopathie aus gutem Grund auf die Notwendigkeit hin, solche Kinder so früh wie möglich einem guten Osteopathen vorzustellen, der auf Craniosakraltherapie spezialisiert sein sollte, damit er die Schädelknochen des Kindes wieder in die richtige Position bringen kann; dies ist vor allem für die Kinder wichtig, die mit der Saugglocke oder der Zange zur Welt gebracht wurden. Diese Methode ermöglicht es der Flüssigkeit, in der unser Gehirn schwimmt, wieder frei zu zir-kulieren, was für die gesamte weitere Entwicklung von Bedeutung ist. Die syste-matische Unterstützung durch die Osteopathie ist in der konventionellen Medizin leider noch wenig verbreitet.

Nicht weniger wichtig ist, dass bei diesen Kindern darüber hinaus (und natürlich mit der größten Vorsicht) die Sequenzen der PBA gegen Depression angewandt werden, außerdem die gegen Angst, gegen Narben aus alten Trau-mata und für die Wiederherstellung der energetischen Grundschwingung.

Die Wirkung ist sofort erkennbar. Das Kind zeigt noch am selben Tag wie-der ein normales Verhalten und schläft normal. In manchen Fällen, wenn Koli-ken ein Thema sind, kann es sinnvoll sein, die Punktesequenz für den Darm hinzuzufügen; mehr darüber im nächsten Kapitel. Sie werden feststellen, dass die Wirkung an Zauberei grenzt. In einer einzigen Sitzung wird aus einem „Schreikind" ein ruhiges und friedliches Wesen.

Wichtig zu wissen ist in diesem Zusammenhang auch, dass die PBA umso besser wirkt, je jünger das Kind ist. Im frühen Alter zweifelt das Kind noch nicht, es fragt sich noch nicht, was jetzt wohl mit ihm geschieht, nicht wie ein kritischer Erwachsener, der ständig zweifelt, ob die Methode auch wirklich funktionieren kann oder ob alles nur „Humbug" ist. Energien seiner Gedanken stören nicht und die Wirkung kann sich unmittelbar einstellen.

Es versteht sich von selbst, dass die Punkte hier mit der größtmöglichen Vorsicht aktiviert werden müssen; die Glieder sind noch zart, die Zehen winzig klein, die Haut extrem empfindlich, man muss mit größter Zartheit agieren, sozusagen mit Feenfingern. Schon wenn die Haut des Kindes etwas blasser wird, ist genügend Druck ausgeübt worden.

Beachtet man diese Vorsichtsmaßnahmen, so darf man mit verblüffenden Ergebnissen rechnen.

Bei Panikattacken: 2/3/(6)/7/(9)

Angst ist ein Zustand, der das Leben schwierig macht: Dieses Gewicht auf der Brust, das einem die Luft nimmt, und dieses brennende Gefühl in der Magen-grube, die ständig zugeschnürte Kehle, die zusammengebissenen Zähne, die schmerzhaften Verspannungen der Nackenmuskulatur, die im schlimmsten Fall einen Migräneanfall auslösen können, dieses Herzklopfen – all dies sind

Angstsymptome. Häufig wird die Angst *chronisch* und macht uns das Leben zur Hölle; oder aber sie manifestiert sich an den unterschiedlichsten Stellen im Körper, etwa als Magengeschwür, Schuppenflechte oder, noch schlimmer, als Infarkt oder Krebs … Angst sollte so schnell wie möglich erkannt und bearbeitet werden; dazu ist ein systematisches Vorgehen unabdingbar.

Panik hingegen tritt eher *punktuell* auf; hier handelt es sich um eine verstärkte, lähmende Form von Angst, die von Übelkeit und kaltem Schweiß begleitet wird und es den Menschen unmöglich macht, Auto zu fahren oder ein Flugzeug zu besteigen. Sie löst manchmal ohne erkennbaren Grund Todesangst aus. Und auch hier kann die PBA wertvolle Hilfe leisten.

In diesem Fall werden nacheinander die Fünf-Punkte-Sequenzen Nummer 2, 3, 7 und 9 ausgeführt, also die Sequenzen gegen negatives Denken, gegen Angst, zum Wiederaufladen der energetischen Zentren sowie zum Ausbalancieren von Yin und Yang.

Besteht der Verdacht, dass auch ein psychischer Schock vorliegt, so schiebt man zwischen den Sequenzen 3 und 7 die Nummer 6 zum Auflösen von Narben ein; diese Sequenz sollte jedoch nur beim ersten Durchgang eingeschoben werden, da sie in der Regel sofort wirkt.

Zum Beispiel Alexandra

Alexandra kann nicht damit umgehen, dass ihr acht Monate altes Baby nicht essen will. Der kleine Samuel hat bereits seit seiner Geburt einen nur mäßigen Appetit; das macht Alexandra „verrückt", weil ihre Schwester mit achtzehn Jahren an Magersucht gestorben ist. Alexandras Angst scheint alles noch schlimmer zu machen. Samuel dreht automatisch den Kopf zur Seite, wenn sich ein Löffel seinem Mund nähert; hin und wieder nimmt er auch einen Löffel voll Nahrung zu sich, manchmal spuckt er anschließend alles wieder aus. So wird jede Mahlzeit zur Quälerei, ein einfacher Joghurt wird zur Herausforderung, von *mehr* kann gar keine Rede sein. Mehr als eine Stunde braucht Alexandra, um ihr Baby zu füttern … und an schließlich doch dessen Widerstand zu scheitern. Es ist schon verrückt, wie starrsinnig so ein kleines Wesen sein kann …

Schließlich steht Alexandra kurz vor dem Zusammenbruch. Sie kann an nichts anderes mehr denken, sie fürchtet die Mahlzeiten und ist fast schon so weit, dass sie nach der Arbeit nicht nach Hause gehen will –

obwohl sie ihren kleinen Sohn sehr liebt! Nach Hause zu kommen bedeutet jedoch, wieder mit dieser schmerzhaften Herausforderung konfrontiert zu werden, das Baby zum Essen zu bewegen. Paradoxerweise hat ihre Kinderfrau das Problem nicht. Aber: Stimmt es tatsächlich, dass der Kleine bei ihr so gut isst, wie sie immer behauptet? Diese Tatsache einfach so hinzunehmen würde dem Eingeständnis gleichkommen, dass sie, Alexandra, nicht in der Lage ist, sich ausreichend um ihr eigenes Kind zu kümmern – eine weitere Quelle von Angst und Schuldgefühlen.

Während der gesamten Sitzung bei mir spricht Alexandra von ihrem Baby, von dessen Weigerung, zu essen, und von ihren eigenen Ängsten, die sie um den Schlaf bringen. Ich wende bei ihr schließlich die Sequenzen Nummer 2, 3 und 7 an, anschließend zur Vorsicht noch die Sequenz gegen zwanghafte Gedanken, die Nummer 4. Ich rate ihr, bei sich selbst die Sequenz Nummer 3 gegen Angst regelmäßig vor dem Verlassen ihres Arbeitsplatzes durchzuführen und dann noch einmal etwa 15 Minuten, bevor sie Samuel füttern will.

Jeden Morgen gleich nach dem Erwachen wandte Alexandra die gesamte Abfolge an, also die Sequenzen Nummer 2/3/7. Wir vereinbarten außerdem, dass ich mir ihr Kind vier Tage später ansehen würde – meine Termine ließen keine andere Möglichkeit zu. Ich wollte versuchen zu verstehen, warum der Kleine nicht essen wollte, und sehen, ob ich ihm vielleicht auch helfen könnte. Nach drei Tagen sagte Alexandra diesen Termin ab: Samuel hatte angefangen zu essen!

Die Erklärung ist einfach: Alexandra erinnerte sich noch mit Schrecken an das Schicksal ihrer Schwester; sie hatte deshalb Angst, ihr Baby könne auch eine Essstörung haben. Samuel spürte diese Energie des Schreckens und bekam seinerseits Angst, auch wenn er den Grund nicht verstand, und diese Angst nahm ihm den Appetit. Deshalb aß er auch ganz normal, wenn die Kinderfrau ihn fütterte, bei der seine Mahlzeit natürlich weder Druck noch Angst auslöste. Sobald Alexandra nicht mehr länger diese Energie der Angst verströmte, fühlte sich der Kleine wohl, sein Appetit war wieder da und er fing an zu essen.

Zu dieser kleinen Geschichte möchte ich zwei Anmerkungen machen.

1. Zunächst zeigt sie sehr gut, wie unmittelbar Angst sich mitteilt. Samuel spürte die ganze Angst seiner Mutter tatsächlich und diese Angst hinderte ihn daran, zu essen. Dies sollte uns daran erinnern, wie wichtig es ist, stets unseren

neutralen Schutzschild zu aktivieren, wie es in der vierten goldenen Regel beschrieben ist.

2. Außerdem zeigt sie, dass die Kombinationen an Fünf-Punkte-Sequenzen, die ich hier vorschlage, nicht unabänderlich feststehen und man sich nicht unbedingt starr daran halten muss. Zögern Sie nie, sie zu variieren, wenn Ihnen Ihr Gefühl dazu rät. Auch ich habe hier im Fall von Alexandra gleich bei unserem ersten Termin zur klassischen Abfolge für Panik die Sequenz gegen zwanghafte Gedanken hinzugefügt. Dies ist, ich wiederhole es noch einmal, eine Sache der Intuition und des gesunden Menschenverstands.

Zum Beispiel Cynthia

In diesem Zusammenhang erinnere ich mich auch an die kleine Cynthia, die eines Tages von ihren Eltern zu mir gebracht wurde; die Familie befand sich in Katastrophenstimmung, denn ihr Urlaub drohte zum Albtraum zu werden, weil sie nicht gewusst hatten, dass ihre Tochter panische Angst vor Flugzeugen hatte.

Die Situation war noch weitaus schlimmer, als man sich vorstellen kann. Das Flugzeug hatte noch nicht abgehoben, sondern war nur in die Startposition gerollt, als der Vater von Cynthia sich schon fragte, ob sie nicht gleich zur Tür stürzen und versuchen würde, zu entkommen; er überlegte, ob er (trotz der drohenden finanziellen Konsequenzen) darum bitten solle, dass das Flugzeug zurück zur Parkposition gebracht würde und sie von Bord gehen könnten. Während des gesamten Fluges hing die Kleine kraftlos in ihrem Sitz, schweißgebadet, bleich, wie gelähmt. Allein schon der Gedanke an den Rückflug versetzte Eltern und Kind in Angst und Schrecken. Und doch würden sie zurückfliegen müssen.

Auch in diesem Fall leistete die PBA wertvolle Hilfe. In meiner Praxis wandte ich die Kombination für Panik an; zusätzlich sollte die Sequenz Nummer 3 jeden Tag bis zum Morgen des Rückfluges und noch einmal direkt am Flughafen durchgeführt werden. Zur Sicherheit noch ein paar Notfalltropfen unter die Zunge … Ein paar Stunden später erhielt ich eine beruhigende E-Mail von Cynthias Vater: Der Rückflug war gut verlaufen, die Kleine war zwar ein wenig angespannt gewesen, das war jedoch kein Vergleich zu dem Zustand der Panik, die sie auf dem Hinflug erlebt hatten.

Bei zwanghaften Gedanken: (10)/4/3/2/7/(9)

Wer von uns war nicht schon einmal Opfer zwanghafter Gedanken oder einer fixen Idee? Etwa als Folge finanzieller Probleme, wegen Ärger am Arbeitsplatz oder Liebeskummer? Oder waren Sie vielleicht schon einmal darauf fixiert, abzunehmen?

Müssen wir uns erst einmal eingestehen, dass wir an nichts anderes mehr denken können, dass uns eine Sache Tag und Nacht beschäftigt, dass wir uns auf nichts anderes mehr konzentrieren können, dass wir nicht wahrnehmen, wenn wir angesprochen werden, dass wir uns an den Film, den wir uns gerade angesehen haben, nicht mehr erinnern können ... – dann ist es höchste Zeit, dass wir die folgende Kombination von Fünf-Punkte-Sequenzen durchführen: Nummer 4, 3, 2 und 7; außerdem sollten wir uns an unsere zweite goldene Regel erinnern, die besagt, dass wir uns umso weiter von einer Lösung entfernen, je mehr wir uns in eine Sache verbeißen.

Deshalb die Sequenz Nummer 4 gegen zwanghafte Gedanken und fixe Ideen; die Nummer 3, weil jeder zwanghafte Gedanke auch mit der Angst gekoppelt ist, keine Lösung zu finden; die Nummer 2, weil diese Angst leicht zu einer negativen Einstellung führen kann, sowie die Nummer 7 und eventuell die 9 zur Abrundung.

In den darauffolgenden Tagen muss zur Unterstützung der Veränderung auf jeden Fall weiterhin die Sequenz Nummer 4 durchgeführt werden; die Sequenzen gegen Angst und negatives Denken sollten je nach Bedarf weiter angewandt werden oder können entfallen, wenn erkennbar wird, dass diese negativen Energien nicht mehr aktiv sind.

Darüber hinaus sollten sie nicht vergessen, dass zwanghafte Gedanken möglicherweise von einer sehr heftigen Wut verstärkt werden, die allerdings auch unterdrückt werden und immer wiederkehren kann. In derartigen Fällen sollte die Kombination auf jeden Fall mit der Sequenz Nummer 10 begonnen werden, da sonst die anderen nicht wirken.

Trennungsschmerz und kein Ende ...

Ich erinnere mich gut an eine junge Frau, die nicht über die Trennung von ihrem Verlobten hinwegkam. Sie kam zu ihrer dreißigsten Sitzung und ich konnte erstaunlicherweise noch keine Verbesserung feststellen.

Ich hatte bei ihr die Sequenzen gegen Depression, gegen Angst, gegen negatives Denken, gegen Narben und gegen Überempfindlichkeit durchgeführt; dennoch ging es ihr nicht besser. Ich hatte auch überprüft, ob bei ihr ein psychologisches Boykottprogramm vorlag – das war nicht der Fall. Ich begann ernsthaft zu zweifeln und überlegte, ob ich ihr wohl doch zur Einnahme eines Antidepressivums raten solle.

Doch dann kam mir der Gedanke, dass sie vielleicht Opfer einer fixen Idee sein könne, dass ihr Problem also zwanghaft geworden war. Daraufhin wandte ich die Sequenz Nummer 4 an. Die Kombination gegen zwanghafte Gedanken brachte schließlich die Lösung der Blockade.

Nichts als Ärger beim Hausbau ...

In diesem Zusammenhang erinnere ich mich auch an einen Geschichtslehrer, der mit seinem neu gebauten Haus nur Ärger und Verdruss hatte. Der erste Bauunternehmer hatte Konkurs anmelden müssen und ließ das Haus unvollendet zurück. Er musste also einen anderen finden, der sich ebenfalls als nicht sehr vertrauenswürdig erwies. Der Lehrer (mein Patient) musste außerdem mit seiner Bank ein komplett neues Finanzierungskonzept erarbeiten, da das Geld, das der erste Bauunternehmer bereits erhalten hatte, verloren war. Der Bau verzögerte sich immer weiter, die Bank drängte auf Rückzahlung des Kredits und er musste einen Anwalt beauftragen, da das Haus immer noch nicht fertig war.

Das Problem war ganz offensichtlich zwanghaft geworden: Er dachte während seines Unterrichts an dieses Haus, die nicht korrigierten Klassenarbeiten stapelten sich auf seinem Schreibtisch, sein Familienleben litt massiv. Ich wandte bei ihm die Kombination gegen zwanghafte Gedanken an; vorsichtshalber schickte ich die Sequenz Nummer 10 gegen unterdrückte, wiederkehrende Wut voraus, denn wer wäre in einer solchen Situation nicht wütend?

Sein Zustand besserte sich sofort!

Ich bin davon überzeugt, dass er ohne die Kombination gegen zwanghafte Gedanken, die ich ihm auch zur täglichen Anwendung empfahl, früher oder später in eine schwere Depression geraten wäre.

Bei Prüfungsangst oder Lampenfieber: 2/3/5/8

Prüfungsangst und Lampenfieber zu beschreiben ist überflüssig. Diese Angst vor einer mündlichen Prüfung, die uns alles verderben kann, weil wir völlig gelähmt sind und kein Wort, keinen zusammenhängenden Satz herausbringen, obwohl wir den Stoff hundertprozentig beherrschen – die kennt wohl jeder. Ähnlich ist es mit dem Schrecken bei dem Gedanken, unseren Bankberater um eine Verlängerung unserer Überziehung bitten zu müssen, der dazu führt, dass wir ihm bei unserem Termin unsere Situation nicht überzeugend und Vertrauen erweckend schildern können, sodass er uns schließlich die Zusage verweigert. Diese Panik, die uns überfällt, wenn bei der Fahrprüfung der Prüfer hinten ins Auto einsteigt! Und wie dumm kommen wir uns vor, wenn wir uns mit siebzehn nicht trauen, mit dem ersten Mädchen oder dem ersten Jungen, in die wir uns verliebt haben, über unsere Gefühle zu sprechen …

Die Situationen, in denen unser Ausdrucksvermögen gelähmt ist, manchmal mit ernsten oder sogar katastrophalen Konsequenzen, sind zahllos und es ist nicht möglich, eine vollständige Liste zu erstellen.

In all diesen Fällen wirkt die Kombination gegen Prüfungsangst und Lampenfieber zweifelsfrei immer. In dem Ort, in dem ich meine Praxis habe, hat sich das herumgesprochen und ich muss die Woche vor dem Abitur regelmäßig für die jungen Leute freihalten, die alle Chancen auf ihrer Seite wissen wollen. Ich sage ihnen immer wieder, dass ich niemandem zum Erfolg verhelfen kann, der nicht gelernt hat, dass ich ihnen jedoch dazu verhelfen kann, *auf den Punkt* ihre beste Leistung zu erbringen und alles umzusetzen, was sie gelernt haben.

Diese Kombination besteht vor allem aus den Punktesequenzen Nummer 2, 3, 5 und 8, also gegen negatives Denken, gegen Angst und Übermpfindlichkeit sowie zur Förderung des Ausdrucks. In diesem speziellen Fall ist eine Abrundung mit den Sequenzen 7 oder 9 nicht notwendig.

Zum Beispiel Marc

Marc ist Leiter einer karitativen Einrichtung und auch für deren Finanzen verantwortlich; es gehört zu seinen Aufgaben, regelmäßig einen Bericht über die Aktivitäten und die finanzielle Situation zu präsentieren.

Die Tätigkeit ist zwar ehrenamtlich, doch nimmt er seine Aufgabe sehr ernst, was bedeutet, dass er sich unter Druck setzt. Seine Arbeit wird geschätzt und anerkannt, und obwohl er weiß, dass die finanzielle Situation mehr als zufriedenstellend ist, schläft er bei dem Gedanken, den Bericht präsentieren zu müssen, die ganze Nacht nicht. Es ist ihm noch nie leicht gefallen, in der Öffentlichkeit zu sprechen; er verliert dann leicht den Faden und errötet grundlos; er selbst weiß am besten, dass dies seit jeher sein Schwachpunkt ist; schon als Schüler fiel es ihm schwer, seine Entwürfe vor der Klasse zu präsentieren, der Anblick der anderen lähmte ihn; und natürlich wusste er auch nicht, wie man Mädchen anspricht.

Ich wandte bei ihm die Kombination gegen das Lampenfieber an und lehrte ihn die vier Punktesequenzen. Ich riet ihm, sie jeden Morgen durchzuführen und natürlich ganz besonders am Tag der Entscheidung, unmittelbar bevor er seine Präsentation halten sollte.

Sein Telefonanruf am darauffolgenden Tag war überschwänglich und voller Anerkennung, denn er hatte sein Auditorium völlig verblüfft. Er hatte sich klar und ruhig ausdrücken können. Die, die ihn schon lange kannten und von seinem Problem wussten, kamen nach seinem Vortrag zu ihm, um ihn zu beglückwünschen und ihn zu fragen, wie es zu dieser unglaublichen Verwandlung gekommen war.

Wie immer, wenn ich einen derartigen Telefonanruf bekomme, war ich doppelt froh: natürlich für meinen Patienten, aber auch, weil ich damit einen weiteren Beleg dafür erhielt, dass die PBA wertvolle Hilfe leistet, was sogar so weit gehen kann, dass sie das Leben der Betroffenen verändert.

Bei Übergewicht: (2)/4/3/5/9

Morgens und abends angewandt löst diese Kombination die meisten Gewichtsprobleme.

Übergewicht kann zwei verschiedene Ursachen haben. In einigen seltenen Fällen ist es auf das zurückzuführen, was man als „organische" Ursache bezeichnet, also auf die Fehlfunktion eines Organs; dabei handelt es sich in der Regel um eine endokrine Drüse, um die Hypophyse im Falle eines Adenoms oder um die Schilddrüse bei Unterfunktion. Daneben existieren noch weitere medizinische Ursachen, die individuell und meist mit Methoden der konventionellen Medizin behandelt werden müssen. In solchen Fällen zeigt die Kombination von Punktesequenzen keine Wirkung, solange die organische Ursache nicht behandelt ist.

In den meisten Fällen ist Gewichtszunahme jedoch psychosomatisch bedingt. Sie ist Teil eines Schutzsystems. Wir nehmen zu, weil wir Angst haben. Wie bereits gesagt, ist die älteste Angst des Menschen die vor dem Hunger. Unser Reptiliengehirn, der älteste Teil unseres Gehirns, in dem die Erinnerungen der gesamten Menschheitsgeschichte seit ihren Anfängen gespeichert sind, ist nicht in der Lage, die tatsächlichen Ursachen für unsere Angst zu erkennen und zu analysieren; deshalb „denkt" es jedes Mal, wenn wir Angst haben, dass Gefahr besteht zu verhungern, und gibt deshalb den Befehl, Vorräte anzulegen. Und deshalb nehmen wir zu!

Eine weitere Ursache ist die Angst davor, angegriffen zu werden. Auch in diesem Fall „denkt" unser Reptiliengehirn, dass es uns mit vielen Kilos vor der äußeren Welt schützen könne. Das erklärt, warum bei einem Gewichtsverlust die Angst automatisch wiederkehrt: Wir sind nicht mehr geschützt; dies hat zur Folge, dass wir ganz automatisch wieder zunehmen und dass wir – allen Diätplänen zum Trotz – dem berühmten Jo-Jo-Effekt in die Falle gehen.

Eine weitere, fast schon paradoxe Angst ist die, körperlich allzu attraktiv und verführerisch zu wirken; dem setzen wir unbewusst die Absicht entgegen, uns hässlich zu machen, indem wir zunehmen.

Hier sind die Sequenzen Nummer 4, 3, 5 und 9 zweimal täglich anzuwenden, einmal morgens nach dem Aufstehen und eine Stunde vor der Abendmahlzeit.

Sequenz Nummer 4 ist deshalb nötig, weil Gewichtsprobleme immer zwanghaft sind; die 3 wegen der latenten Angst, von der wir oben gesprochen haben; die 5 wegen der verhängnisvollen Überempfindlichkeit; die 9 als wichtigste Sequenz, weil sie die Yin- und Yang-Systeme und damit auch unseren Stoffwechsel wieder ins Gleichgewicht bringt.

Am Anfang kann man noch die Sequenz Nummer 2 gegen negatives Denken hinzufügen, denn häufig hat man ein negatives Bild von sich selbst, wenn man unter Übergewicht leidet; diese Sequenz sollte dann als erste durchgeführt werden. Aus demselben Grund sollte man mithilfe des Muskeltests überprüfen, ob vielleicht auch eine Depression vorliegt.

Beginnt man, an Gewicht zu verlieren, so lässt man nach und nach eine Sequenz nach der anderen weg, bis nur noch die 5 und die 9 und schließlich nur noch die 9 zur Anwendung kommen.

Bei Überempfindlichkeit: 5/7

Diese Sequenzkombination nimmt sich der vielen Fälle an, in denen es sich nicht wirklich um Angst, sondern eher um Hypersensibilität handelt; diese Menschen erröten leicht und fangen schnell an zu weinen. Auch wenn dieses Problem im Vergleich zu den anderen nicht besonders schwer wiegt, so kann es uns das Leben doch recht schwer machen; in unserer vernunftgeprägten Gesellschaft hat man stets Angst davor hat, sich mit einer solchen Veranlagung lächerlich zu machen; man kommt sich selbst ein wenig dämlich vor, wenn man etwa in der Dunkelheit des Kinosaals angesichts eines rührenden *Happy Ends* feuchte Augen bekommt.

Diese Kombination greift auf die Punktesequenzen 5 und 7 zurück, also auf die gegen Überempfindlichkeit und zur Wiederherstellung der Grundschwingung aller energetischen Zentren; diese sollten mehrere Wochen lang regelmäßig morgens und abends durchgeführt werden. Spürt man, dass sich eine kritische Situation *ankündigt* (schließlich kennt man sich selbst am besten), so sollte man vorsichtshalber die Sequenz Nummer 5 durchführen; niemand braucht davon etwas zu bemerken.

An dieser Stelle möchte ich nochmals daran erinnern, dass diese Sequenzen, vor allem die gegen Prüfungsangst und Überempfindlichkeit, überall angewandt werden können, ohne dass jemand etwas davon bemerkt. Es genügt, sich die Punkte zu merken, der Rest ist einfach. Dies ist der eigentliche Sinn dieser Methode.

*

Blütenessenzen zur energetischen Unterstützung

In meiner Praxis arbeite ich häufig mit Blütenessenzen. Natürlich können sie die Techniken der PBA nicht ersetzen, aber ihre harmonisierende Wirkung kann bei bestimmten Themen die Wirkung der PBA noch verstärken. Dazu ein kleiner geschichtlicher Exkurs:

Hippokrates hatte als Erster die Idee, dass bestimmte Blüten bestimmten Einstellungen entsprechen könnten. Vorreiter in unserer Zeit war Dr. Edward Bach, der bereits 1936 die Essenzen von achtunddreißig Blüten destillierte und sie zur Behandlung der unterschiedlichsten Phänomene wie mangelndes Selbstvertrauen, Ängste oder Verzweiflung einsetzte. Er hatte große Erfolge mit seiner Methode. In der Folge erschienen zahllose Bücher über seine Pionierarbeit und über die Anwendungsmöglichkeiten der Blütenessenzen, sei es als alleiniges Therapiemittel oder als Ergänzung anderer Methoden.

Andere Forscher entwickelten diesen Ansatz weiter. Schließlich, so sagten sie sich, hält die Natur mehr als achtunddreißig Blüten bereit; und so entstanden weitere Blütenessenzen. So destillierte die Deutsche Andrea Korte interessante Essenzen aus so einfachen Pflanzen wie Johanniskraut oder Weißdorn, aber auch aus Kakteen und Orchideen des Amazonasgebietes. (Diese Orchideen, die sich in den Baumwipfeln ansiedeln, also weit weg von der Erde, haben eine sehr interessante Schwingung und sind sehr effizient beim Lösen von Blockaden und als Unterstützung der spirituellen Entwicklung.)

Ian White durchstreifte das australische Hinterland und fand im australischen Busch sehr interessante Blüten, aus denen er die „Buschblütenessenzen" gewann, die große Besonderheiten aufweisen. Es gibt noch weitere interessante Blütenessenzen, etwa aus Alaska; der gesamte Bereich der Erforschung der Blütenessenzen ist außerordentlich spannend und noch lange nicht abgeschlossen.

Wichtig zu beachten:

Im Folgenden stelle ich Ihnen einige Blütenessenzen vor, die ich meinen Patienten empfehle. Am einfachsten und in den meisten Fällen völlig ausreichend ist es, wenn man gleich morgens nach dem Erwachen sowie abends vor dem Schlafengehen fünf bis sieben Tropfen der jeweiligen Essenz unter die Zunge gibt.

> Darüber hinaus rate ich dazu, immer ein kleines Fläschchen Notfall-
> tropfen von Dr. Bach mit sich zu führen, sie eignen sich hervorragend als
> Erste Hilfe in Notfällen.

Dementsprechend benutze ich die Notfalltropfen häufig zusätzlich zum „Notfallpaket". Damit erreiche ich meist, dass die Patienten sich während der
Behandlung entspannen und besser loslassen können. Auch *Johanniskraut* nach
Andrea Korte gebe ich häufig als Blütenessenz. Johanniskraut ist seit Jahrhun-
derten als pflanzliches Antidepressivum bekannt, bei bestimmten Erkrankungen oder zusammen mit bestimmten therapeutischen Maßnahmen ist seine
Anwendung jedoch nicht ratsam. Bei Todesfällen hilft *Weißdorn* (ebenfalls
nach Andrea Korte) den Angehörigen, da es sehr gut gegen Überempfindlichkeit wirkt. Dr. Bachs *Rock Rose* ist gut gegen Panik und *White Chestnut*, die
weiße Kastanie, gegen quälende Gedanken, die man nicht loslassen kann. *Star
of Bethlehem* unterstützt die Sequenz gegen Schock.

Bei Anwendung der Kombination gegen Depression setze ich von Fall zu
Fall die eine oder andere dieser Essenzen ein, vor allem den *Weißdorn*.

Wie bereits erwähnt kommt bei der Kombination gegen Panik vor allem
Rock Rose zum Einsatz, aber auch *Mimulus* bei Ängsten, die keine konkrete
Ursache haben (beides Bach-Blütenessenzen).

Bei Durchführung der Kombination gegen zwanghafte Gedanken und fixe
Ideen bringt *White Chestnut* Erleichterung bei quälenden Gedanken, die man
nicht loswird.

Bei Prüfungsangst oder Lampenfieber haben sich zwei Blütenessenzen als
wirksam erwiesen: In den Tagen vor der Prüfung ist *Cerato* das Mittel der Wahl,
denn es unterstützt das Selbstvertrauen. Unmittelbar vor der Prüfung ist *Elm*,
die Ulme, angebracht; sie bringt den persönlichen Ausdruck zur Entfaltung.
(Auch bei diesen beiden handelt es sich um Bach-Blüten. Ich empfehle haupt-
sächlich die Bach-Blüten, zum einen wegen ihrer ausgezeichneten Wirksamkeit, zum anderen jedoch auch, weil sie in Europa überall erhältlich sind.)

Geht es um Übergewicht, sollte man zu *White Chestnut* greifen, denn es
wirkt hervorragend gegen zwanghafte Gedanken.

Bei Überempfindlichkeit schließlich helfen *Weißdorn* (nach Andrea Korte)
sowie *Cerato* (nach Dr. Bach), beide zur Stärkung des Selbstvertrauens.

Dies sind im Großen und Ganzen die Blütenessenzen, die ich in meiner Praxis verwende. Natürlich sind sie nicht unbedingt notwendig, oft verstärken sie jedoch die Wirkung der PBA auf interessante Weise.

Wenn noch Zweifel bestehen ...

Ich habe mich bemüht, die Techniken und die zum Verständnis notwendigen Zusammenhänge so klar und einfach wie möglich darzustellen. Dennoch kann es sein, dass der eine oder andere Leser noch Zweifel oder Unklarheiten hat. Vielleicht sind Sie nicht sicher, ob Sie trotz des Muskeltests klar erkennen, um welches Thema es bei Ihnen oder bei der Person geht, der Sie helfen wollen. Vielleicht haben Sie Angst, die falsche Sequenz anzuwenden, weil Sie nicht wissen, welche Konsequenzen ein Irrtum haben kann.

Diese Unsicherheit möchte ich Ihnen nehmen und ich berichte Ihnen zu diesem Zweck von den Erfahrungen, die ich in meinen Kursen und Workshops immer wieder mache.

Zu Beginn eines Workshops befinden sich die Teilnehmer in den unterschiedlichsten energetischen Verfassungen; deshalb teste ich jeden von ihnen einzeln. So gibt es Depressive ebenso wie solche, die einfach Angst haben; andere sind emotional etwas labil, wieder andere sind in einer sehr guten, stabilen Verfassung und kommen zum Workshop, um ihre Kenntnisse zu erweitern oder um sich ein weiteres Instrument anzueignen, das ihnen hilft, mit ihren Emotionen besser umzugehen.

Zunächst unterrichte ich meine Teilnehmer darin, die neun wichtigsten Fünf-Punkte-Sequenzen anzuwenden; dazu verwende ich große Abbildungen. Im nächsten Schritt lernen die Teilnehmer, die Sequenzen bei einer anderen Person anzuwenden, und schließlich, die verschiedenen Punkte bei sich selbst zu finden. Das bedeutet, dass jeder Teilnehmer alle Sequenzen, die in diesem Buch vorgestellt werden, an sich selbst erfährt.

Am Ende der Veranstaltung teste ich jeden Teilnehmer erneut. Jeder Teilnehmer ohne Ausnahme ist dann in einem perfekten energetischen Zustand.

Daraus lässt sich folgender Schluss ziehen: Einige Teilnehmer haben im Workshop natürlich auch Punktesequenzen erhalten, die sie eigentlich nicht benötigt hätten, weil sie bei ihrem Eintreffen zum Beispiel nicht depressiv und auch nicht besonders ängstlich waren. Sie erhalten also diese Sequenzen „umsonst" – dennoch ergeben sich daraus keine Störungen.

Das ist ein Beleg dafür, dass Sie absolut kein Risiko eingehen, wenn Sie eine Punktesequenz anwenden, die nicht genau ihrem energetischen Zustand Rechnung trägt.

Ist man sich also nicht sicher oder traut man vielleicht dem Ergebnis des Muskeltests nicht, so wäre es andererseits fatal, eine Sequenz *nicht* durchzuführen, die *notwendig* ist – und es ist tatsächlich sehr schwierig, bei sich selbst objektiv zu sein. So rate ich dazu, einfach die ersten neun Fünf-Punkte-Sequenzen anzuwenden. Dafür braucht man zwar ein paar Minuten mehr Zeit; andererseits kann man sicher sein, dass man nichts auslässt, und erreicht einen hervorragenden energetischen Zustand, und das ohne jedes Risiko. Dieses Vorgehen sollte man so lange beibehalten, bis man ausreichend Erfahrung gesammelt hat. Grundsätzlich ist es besser, die passende Sequenz für den tatsächlichen energetischen Zustand anzuwenden; außerdem ist es auf die Dauer ein wenig lästig, immer alle neun Sequenzen durchzuführen. Dennoch können Sie sicher sein, dass Sie damit kein Risiko eingehen.

Bei Zweifeln oder falls Ihr Vorgehen keine sichtbaren positiven Veränderungen erbringt, fügen Sie noch die Sequenz Nummer 10 hinzu.

Grundsätzlich gilt allerdings auch für die PBA das Motto: „Weniger ist mehr.“

Mit zunehmender Erfahrung wird es Ihnen leichter fallen, die richtigen Kombinationen auszuwählen; in der Zwischenzeit brauchen Sie jedoch keine Sorge zu haben, dass Sie sich vielleicht irren. Wenden Sie ruhig alle neun Sequenzen an, wenn es Sie beruhigt – lassen Sie eventuell nur die 8 aus, wenn es sich nicht um ein Problem des Ausdrucks oder des Lampenfiebers handelt – so können Sie immer ein perfektes Gleichgewicht herstellen.

In meinen Workshops wird häufig auch die Frage nach der Zeit gestellt, die *zwischen* zwei Sequenzen verstreichen sollte. Die Antwort darauf ist einfach: Stehen Sie unter Zeitdruck, so können Sie eine Sequenz auf die andere folgen lassen und so eine emotional unangenehme Situation so schnell wie möglich auflösen.

Sind Sie hingegen bei sich zu Hause und haben genügend Ruhe, so können Sie sich ruhig Zeit lassen und in sich hineinhören. Legen Sie zwischen den Sequenzen ein paar Minuten Pause ein, damit Sie die Wirkung besser wahrnehmen und würdigen können und damit Sie die Entspannung intensiver fühlen, die sich nach und nach ausbreitet; wenn Sie möchten, können Sie dabei auch klassische Musik oder Entspannungsmusik hören oder ein paar Atemübungen machen, um Energie zu tanken. Das sollten Sie übrigens jeden Morgen nach dem Aufstehen tun oder, wenn sie zu wenig Zeit haben, zumindest am Wochenende; dies können wirkliche Glücksmomente sein.

Die Sequenzkombinationen im Überblick

	Notfälle	Depressionen	Panik-attacken	Über-empfind-lichkeit	Zwangs-gedanken	Lampen-fieber	Über-gewicht
Sequenz Nr. 10 Unterdrückte Wut	( )	( )			( )		
Sequenz Nr. 2 Negatives Denken	×	×	×	( )	×	×	×
Sequenz Nr. 1 Depression	×	×		( )			( )
Sequenz Nr. 3 Angst	×	×	×	( )	×	×	×
Sequenz Nr. 4 Zwanghafte Gedanken	( )	( )	( )	( )	×	( )	×
Sequenz Nr. 5 Überempfind-lichkeit	( )	( )	( )	×		×	×
Sequenz Nr. 6 Narben von Traumata	×	×	( )				( )
Sequenz Nr. 7 Wiederaufladen der Chakren	×	×	×	×	×		( )
Sequenz Nr. 9 Ausbalancieren von Yin und Yang		( )		( )	( )		×
Sequenz Nr. 8 Ausdrucksfähigkeit						×	

× = obligatorisch, ( ) = optional

Blütenessenzen (optional)

Notfalltropfen	( )	( )					
Rock Rose	( )		( )			( )	( )
Mimulus			( )				
White Chestnut	( )				( )		( )
Elm						( )	
Cerato						( )	
Star of Bethlehem	( )	( )					
Johanniskraut	( )	( )					
Weißdorn	( )			( )			( )

Wichtig: Innerhalb der Kombinationen (in den waagrechten Zeilen) muss die Reihenfolge der jeweiligen Fünf-Punkte-Sequenzen unbedingt eingehalten werden.

Elf weitere Punktesequenzen

Im Folgenden lernen wir nun elf weitere Fünf-Punkte-Sequenzen und ihre Anwendung in bestimmten Kombinationen kennen; mit ihrer Hilfe können wir 90 Prozent aller emotional schwierigen Situationen bewältigen.

Auf unserem Lebensweg können wir, wenn auch nicht sehr häufig, durchaus mit problematischen Themen konfrontiert werden (etwa Verlust der Kreativität, Hautprobleme bis hin zu Akne, Bettnässen bei Kleinkindern, Darmentzündungen), die aufs Engste mit unserem emotionalen Gleichgewicht gekoppelt sind und uns das Leben schwer machen. Die PBA hält auch für diese Fälle zufriedenstellende Lösungen in Form spezifischer Punktesequenzen bereit.

Damit dieses Kapitel übersichtlicher und die Anwendung der Sequenzen erleichtert wird, beginnt jede Sequenz auf einer neuen Seiten oben.

Bitte blättern Sie um …

Sequenz Nr. 11 für bessere Koordination der Gehirnhälften

Diese Sequenz wird sich besonders bei jungen Menschen als außerordentlich nützlich erweisen. Es gilt inzwischen als erwiesen, dass viele Fälle von Dyslexie auf schlechte energetische Koordination zwischen den beiden Gehirnhälften zurückzuführen sind. Ganz kurz lassen sich die beiden Gehirnhälften so charakterisieren, dass die rechte eher für unsere Intuition zuständig ist, die linke mehr für die Logik. Damit wir gut „funktionieren", sollte unsere Intuition unsere Logik lenken und unsere Logik sollte unsere Intuition „dämpfen" oder mäßigen. Ist die Koordination zwischen beiden Hälften schlecht, so haben wir Schwierigkeiten, aufmerksam zu sein und zu lernen. Dies gilt mittlerweile als Tatsache und zahlreiche Verfahrensweisen aus der Kinesiologie oder der Augengymnastik versuchen, dieses Koordinationsproblem zu beheben.

Häufig werden Kinder zu mir in die Praxis gebracht, die sich nicht konzentrieren und nicht ruhig sitzen können, die sich Dinge schlecht merken können und deren Eltern sich trotz allem, auch trotz der Empfehlungen der Lehrer, weigern, ihre Kinder einmal einem Kinderpsychiater vorzustellen. Im Rückblick auf fünfzehn Jahre praktischer Erfahrung kann ich Ihnen versichern, dass die entsprechende Fünf-Punkte-Sequenz die Situation in den meisten Fällen merklich verbessert.

Zum Beispiel Julian

Der achtjährige Julian wird von seiner Mutter zu mir gebracht, sie ist offensichtlich mit den Nerven am Ende. Es vergeht keine Woche, in der sie nicht von der Lehrerin in die Schule bestellt wird. Ihr Sohn bleibt nicht an seinem Platz sitzen, er stört die Klasse, eigentlich ist er nie richtig präsent, weil er ständig träumt, oder er kann sich nicht auf die Übungen konzentrieren. Die Lehrerin hat offensichtlich eine Aversion gegen ihn entwickelt, und wenn irgendeine Dummheit gemacht wurde, dann ist Julien immer der „Schuldige". In den Jahren zuvor ist es nicht anders gewesen.

Auch zu Hause ist Julian ununterbrochen in Bewegung, es erfordert eine Engelsgeduld, ihn dazu zu bringen, sich ruhig zu verhalten und seine Hausaufgaben zu machen; und was noch schlimmer ist: Der Stoff, den er an einem Tag unter größten Schwierigkeiten gelernt hat, ist am nächsten Morgen wieder vergessen.

Verschiedene Therapieversuche waren bereits gescheitert. Ein Kinderpsychiater wollte Julian für hyperaktiv erklären und schlug vor, ihn auf Ritalin zu setzen. Dies machte der Mutter Angst und sie brachte ihn zu mir. Ich war so etwas wie ihre letzte Hoffnung; sie glaubte nicht wirklich daran, dass ich helfen könne, aber sie wollte nichts unversucht lassen.

Bevor ich bei Julian die klassische Kombination gegen Panik anwandte, führte ich zunächst die Fünf-Punkte-Sequenz für die Koordination der beiden Gehirnhälften durch. Anschließend war die Sequenz gegen Angst an der Reihe. Ich glaubte sogar, einen Ansatz von Depression bei ihm wahrzunehmen – was ja auch kein Wunder wäre: Wenn man den ganzen Tag schikaniert wird, kann man nicht gerade euphorisch sein.

Als Bach-Blütenessenz fügte ich *Rock Rose* gegen Angst hinzu, *Cerato* für Selbstvertrauen und vor allem *Clematis*, die Blüte für all diejenigen von uns, die den Kopf immer in den Wolken haben, weit weg von der Realität.

Ich kann Ihnen versichern, dass sich Julians Zustand rasch besserte und dass keine Rede mehr von einem neuen Termin beim Kinderpsychiater ist!

Die fünf Punkte für bessere Koordination zwischen rechter und linker Gehirnhälfte:
ZG24 – MP14 re – 3E5 li – Ma36 re – Spezialpunkt linker Fuß

Punkt 1 *(ZG24)*

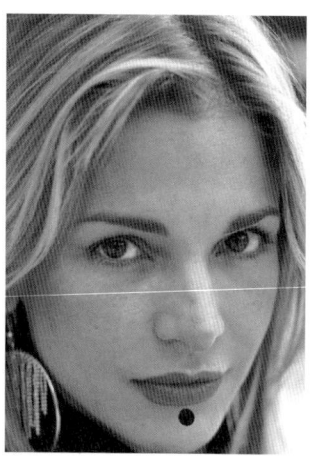

Auf der Körpermittellinie, in der Falte zwischen Unterlippe und Kinn.

Punkt 2 *(MP14 re)*

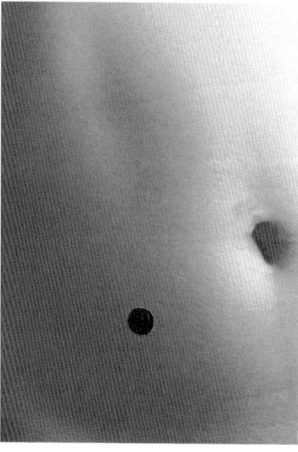

Ziehen Sie auf dem Bauch eine (gedachte) Linie zwischen dem Nabel und der höchsten Stelle des Hüftknochens. Üben Sie auf den Mittelpunkt dieser Linie Druck aus. (Das ist auch der Punkt, der schmerzhaft reagiert, wenn man nach einer Blinddarmentzündung tastet.)

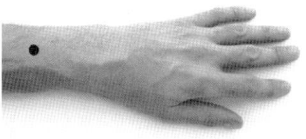

An der Oberseite des linken Unterarms, wenn die linke Hand auf der rechten Schulter liegt und der Arm fest an den Körper gedrückt wird, etwa 5 Zentimeter von der Handgelenksfalte entfernt, zwischen Elle und Speiche, wo üblicherweise das Zifferblatt Ihrer Armbanduhr liegt. (Wir haben diesen Punkt bereits bei mehreren anderen Sequenzen kennengelernt.)

(Ma36 re) **Punkt 4**

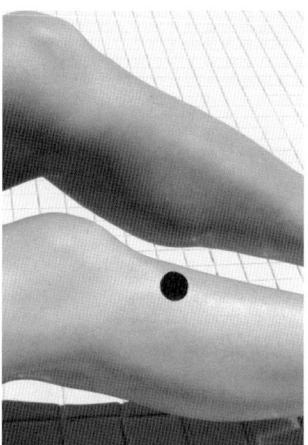

Legen Sie die Handfläche der rechten Hand auf die Kniescheibe Ihres rechten Beins und beobachten Sie, wo Ihr Zeigefinger zu liegen kommt: etwa eineinhalb Daumenbreiten neben dem Schienbeinkamm, an dessen Außenseite. Auch diesen Punkt kennen Sie bereits aus früheren Sequenzen.

(Spezialpunkt linker Fuß) **Punkt 5**

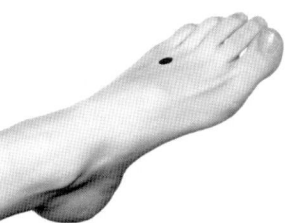

An der Oberseite des linken Fußes zwischen den Sehnen des 3. und 4. Zehs.

Sequenz Nr. 12 gegen Allergien

Im Folgenden stelle ich drei Sequenzen vor, die bei Hautproblemen Anwendung finden.

Kleiner Exkurs über ayurvedische Medizin

Nach alter Tradition, vor allem in der ayurvedischen Medizin, werden *fünf Elemente* unterschieden, die die Beschreibung der Natur und die Entwicklung alles Lebendigen prägen: *Wasser, Luft, Erde, Feuer und Äther.* (Die chinesische Tradition setzte Holz und Metall an die Stelle der beiden letztgenannten Elemente.) Diese fünf Elemente sind jeweils einem unserer fünf Sinne zugeordnet. So ist zum Beispiel das Feuer dem Sehen zugeordnet. Der Äther entspricht dem Tastsinn und hat also im weiteren Sinne Verbindung zu allen Hautproblemen wie Allergien, Ekzeme, Schuppenflechte. Man könnte vermuten, dass auch die Allergien der Atemwege, die vor allem für Asthma verantwortlich sind, von einer Störung des Elements Äther ausgelöst werden.

Dieses Element Äther ist äußerst empfindlich gegen Stress. Es gilt inzwischen als erwiesen, dass Ekzeme und vor allem Schuppenflechte sehr häufig als Begleiterscheinungen von Stress auftreten und durch Stress wieder „befeuert" werden.

Vermutet man bei Allergien eine Störung in diesem Element und sucht dort nach einer Lösung, so muss auf jeden Fall die Kombination gegen Panik mit einbezogen werden. Die Sequenz für das Element Äther wird, je nach Situation, vor der Kombination gegen Depression oder Panik durchgeführt; zum Schluss folgt noch die Sequenz gegen Ekzeme, die wir als nächstes kennenlernen; auch sie kann sich bei allen Hautproblemen als wertvoll erweisen.

Zum Vormerken: Es lohnt sich, auch bei bestimmten Fällen von Asthma diese Sequenz auszuprobieren; nicht bei Herzasthma, aber bei allergischem Asthma und hier ganz besonders bei Kindern: Asthma ist häufig eine psychosomatische Reaktion auf Angst. Die Zahl der jüngeren Schüler mit Asthmaanfällen am Morgen einer Prüfung spricht für sich. Arbeitet man an der Angst und gleichzeitig am Element Äther, so hat man eine Chance, diese Krisen in den Griff zu bekommen.

Die fünf Punkte gegen Allergien:
KS7 li – 3E5 re – Le2 li – 3E10 li – Ma36 re

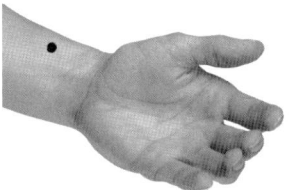

Am linken Handgelenk, in der Handgelenksfalte, zur Speiche hin gelegen – dort, wo der Arzt den Puls fühlt. Wir haben diesen Punkt bereits an verschiedenen anderen Stellen kennengelernt, vor allem als Punkt 4 der Sequenz gegen negatives Denken.

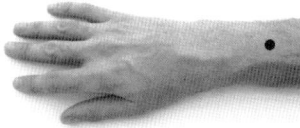

An der Oberseite des rechten Unterarms, wenn die rechte Hand auf der linken Schulter liegt und der Arm fest an den Körper gedrückt wird, etwa 5 Zentimeter oberhalb der Handgelenksfalte, zwischen Elle und Speiche, wo üblicherweise das Zifferblatt Ihrer Armbanduhr liegt.

Auf dem Rücken des linken Fußes, zwischen den Sehnen des großen und des 2. Zehs.

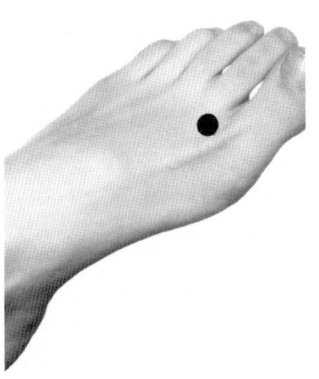

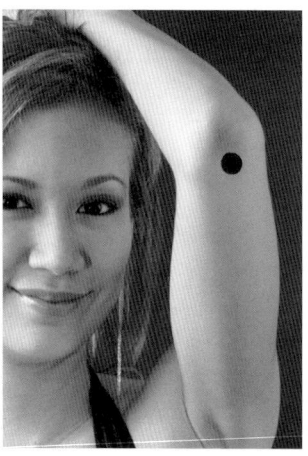

Bringen wir unser Ellbogengelenk in einen rechten Winkel, so spüren wir auf der Hinterseite des Ellbogens drei klar abgrenzbare knöcherne Erhebungen, die eine Art gleichschenkeliges Dreieck bilden; dies sind die inneren und äußeren Endpunkte des Oberarmknochens einerseits und der höchste Punkt der Elle auf der anderen Seite. Es genügt, kräftig in die Mitte dieses Dreiecks zu drücken.

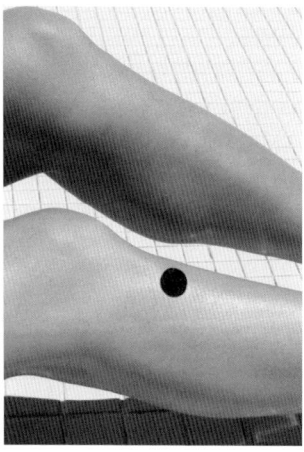

Legen Sie die Handfläche der rechten Hand auf die Kniescheibe Ihres rechten Beins und beobachten Sie, wo Ihr Zeigefinger zu liegen kommt: etwa eineinhalb Daumenbreiten neben dem Schienbeinkamm, an dessen Außenseite.

Sequenz Nr. 13 gegen Ekzeme

Ein Ekzem ist eine Erkrankung, unter der die Betroffenen massiv zu leiden haben und die häufig nicht wirklich in den Griff zu bekommen ist. Der Juckreiz verleidet ihnen das Leben. Noch schlimmer wird es, wenn eine Entzündung hinzukommt. Das Gefühl, aufgrund des äußeren Erscheinungsbilds als minderwertig zu erscheinen (wenn das Ekzem gut sichtbare Hautpartien befallen hat), ist für die Betroffenen oft unerträglich. Hat sich ein Ekzem erst einmal festgesetzt, dann verschlimmert es sich in Phasen größerer Anspannung, und so ist es nicht verwunderlich, dass das Ekzem allein durch seine Anwesenheit und die Unannehmlichkeiten, die es auslöst, einen Kreislauf in Gang setzt, der es auf Dauer am „Leben" hält.

Daneben gibt es auch Ekzeme, die direkt an eine Kontaktallergie gekoppelt sind, etwa bei Friseuren, die auf bestimmte chemische Substanzen allergisch reagieren, mit denen sie arbeiten müssen, oder auch bei Kosmetikerinnen, die das gleiche Problem mit bestimmten Cremes haben können. Der ständige Kontakt mit diesen Produkten reduziert natürlich die Wirksamkeit unserer Sequenzen. Dennoch zeigt die Erfahrung, dass regelmäßiges Anwenden der Sequenzen Nummer 12 und 13 zumindest eine deutliche Verbesserung bringt. Ich erinnere daran, dass zuvor systematisch die Sequenzen gegen Angst, negatives Denken, zwanghafte Gedanken oder sogar gegen Depression durchgeführt werden sollten, denn derartige Probleme können einen weiteren Ekzemschub auslösen; das Ekzem wiederum kann durch seine Präsenz Ängste, Depressionen oder zwanghafte Gedanken verursachen. Dazu mehr im nachfolgenden Kapitel, in dem wir uns mit der Wirkung der PBA auf eine Reihe psychosomatischer Erkrankungen beschäftigen.

Ergänzend sei noch angemerkt, dass Sie bitte auch hier nicht zögern sollten, den Muskeltest zu Hilfe zu nehmen (siehe Kapitel 4). So können Sie feststellen, welche Produkte, Cremes, Farben oder Nahrungsmittel allergische Reaktionen auslösen.

Zum Beispiel Veronika

In diesem Zusammenhang erinnere ich mich an Veronika, eine Kosmetikerin Mitte Vierzig, die eines Tages völlig aufgelöst und der Depression nahe in meiner Praxis erschien. Ihre Hände waren von einem schmerzhaften, nässenden Ekzem bedeckt. Neben den rein körperlichen Schmerzen hatte sie das Problem, dass sie in diesem Zustand ihren Beruf nicht ausüben konnte – die Kunden würden ihr davonlaufen. Es handelte sich ganz offensichtlich um ein Kontaktekzem, das mit einer Allergie gegen eines oder mehrere der Produkte einherging, die sie verwendete. Die einfachste Lösung wäre natürlich gewesen, nichts mehr anzufassen, was ihre Haut angriff; dann hätte sie jedoch ihren Beruf aufgeben müssen. Ein Hautarzt hatte bereits Allergietests durchgeführt, die Reaktionen hatten jedoch keinen klaren Befund ergeben.

Wie viele moderne Kosmetikerinnen pflegte auch Veronika ihre Behandlungen mit einer Entspannungsmassage abzuschließen, damit sich die Kunden rundum wohl fühlten. Dazu verwendete sie ätherische Öle, von deren Harmlosigkeit sie so überzeugt war, dass sie diese dem Hautarzt gegenüber nicht einmal erwähnt hatte.

Ich bat sie, mir alle ätherischen Öle zu bringen, mit denen sie täglich in Berührung kam; es waren gut fünfzehn verschiedene Öle, die ich mit dem Muskeltest systematisch auf Verträglichkeit überprüfte. Wir konnten drei herausfiltern (darunter auch Lavendelöl, daran kann ich mich noch gut erinnern), die Störungen in ihrem Energiesystem verursachten.

Ich riet ihr, diese Öle nicht mehr zu verwenden. Dadurch und mithilfe der Sequenzkombinationen gegen Panik und Depression, gefolgt von den Sequenzen gegen Allergien sowie gegen Ekzeme, verschwand dieses massive Hautproblem innerhalb von zwei bis drei Wochen, ohne dass sie, wie es bei Allergien allgemein üblich ist, Kortison einsetzen und dessen Nebenwirkungen in Kauf nehmen musste.

Menschen mit Ekzemen sollten auch den Versuch unternehmen, für mindestens zwei Wochen sämtliche Milchprodukte (also Käse, Joghurt, Quark usw.) von ihrem Speiseplan zu streichen. In manchen Fällen lässt sich so bereits eine deutliche Besserung erreichen. Das Gleiche gilt für Säuglinge mit Ekzem, auch hier sollte man daran denken, dass es sich vielleicht um eine Nahrungsmittelunverträglichkeit handelt; in Abstimmung mit dem Kinderarzt sollte man für einen Zeitraum von etwa zwei Wochen auf die herkömmlichen Säuglingsmilchprodukte verzichten und auf alternative Ernährung zum Beispiel mit Soja umsteigen.

Nach meiner Erfahrung muss diese Sequenz bei Ekzemen sehr häufig, also mehrmals am Tag, wiederholt werden. Die gesamte Kombination aus den Sequenzen Angst, Allergie usw. wird morgens und vielleicht auch noch abends durchgeführt, die Sequenz gegen Ekzeme sollte man für sich allein mehrmals am Tag anwenden, und zwar immer dann, wenn man daran denkt.

Die fünf Punkte gegen Ekzeme:
Bl64 re – GG23 – KS7 li – 3E5 re – Lu6 li

(Bl64 re)   **Punkt 1**

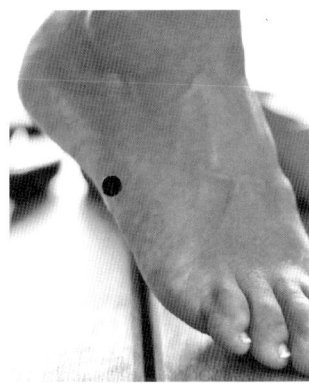

An der Außenseite des rechten Fußes, in der Vertiefung vor dem kleinen Knoten, der das obere Ende des 5. Mittelfußknochens markiert.

(GG23)   **Punkt 2**

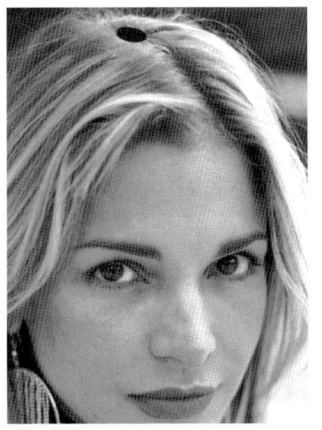

Auf der Kopfoberseite, auf der vorderen Fontanelle. Diesen Punkt haben wir bereits kennengelernt.

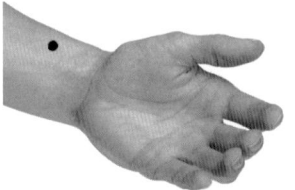

Am linken Handgelenk, in der Handgelenksfalte, zur Speiche hin gelegen – dort, wo der
Arzt den Puls fühlt.

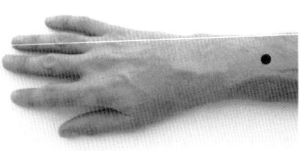

An der Oberseite des rechten Unterarms, wenn
die rechte Hand auf der linken Schulter liegt
und der Arm fest an den Körper gedrückt wird,
etwa 5 Zentimeter oberhalb der Handgelenksfalte, zwischen Elle und Speiche, wo üblicherweise das Zifferblatt Ihrer Armbanduhr liegt.

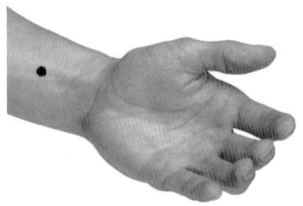

An der Unterseite des linken Unterarms, zwischen den beiden Beugesehnen des Handgelenks, etwa 5 Zentimeter von der Handgelenksfalte entfernt in Richtung Schulter.

Sequenz Nr. 14 gegen Akne

Alle Heranwachsenden werden bestätigen, dass diese Sequenz äußerst wertvoll ist. Akne kann den jungen Leuten das Leben schwer machen, sie sind dem Spott ihrer Altersgenossen ausgesetzt. Das kann zu Minderwertigkeitsgefühlen und Überempfindlichkeit führen und sich auf ihr gesamtes Erwachsenenleben auswirken. Es gibt verschiedene medikamentöse Therapien, diese sind jedoch häufig sehr aggressiv, trocknen die Schleimhäute aus und können sogar noch einige Monate nach dem Absetzen Missbildungen bei einem ungeborenen Kind verursachen – sie erfordern also eine sehr genaue Empfängnisverhütung. Die einfache PBA-Sequenz gegen Akne ist die bessere Lösung.

Diese Sequenz habe ich auch meinen Kindern gezeigt, sobald sie das kritische Alter der Pubertät erreicht hatten, und es ist ihnen damit gut gegangen. In diesem Fall konnten sie sich dazu entschließen, mir zu vertrauen, was in diesem Alter nicht selbstverständlich ist. Sie haben die Sequenz regelmäßig mit großem Erfolg durchgeführt. Diese Sequenz kann praktisch für sich allein angewandt werden, es müssen also keine anderen vorausgeschickt werden, es sei denn, es ergeben sich für die Pubertät typische Komplikationen durch Verhaltensprobleme.

Die Sequenz sollte morgens und abends durchgeführt werden, genau wie das Zähneputzen, und Sie können mir glauben, die jungen Leute sind da sehr gewissenhaft!

Die fünf Punkte gegen Akne:
MP6 li – Bl2 re – Di4 li – Ma7 re – Gb8 li

(MP6 li) **Punkt 1**

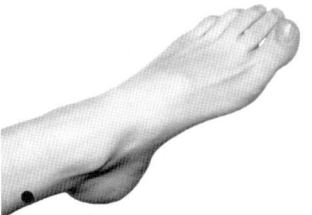

Vier Daumenbreiten über dem inneren Knöchel des linken Fußes, an der hinteren Seite des Schienbeins.

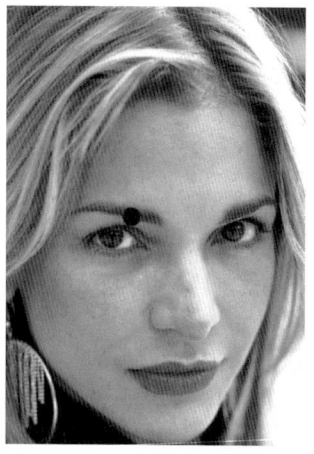

Auf der rechten Augenbraue, in der kleinen Vertiefung, die sehr empfindlich ist und die man ertastet, wenn man, beginnend bei der Nasenwurzel, mit dem Daumen an der unteren Kante des Brauenbogens entlangtastet.

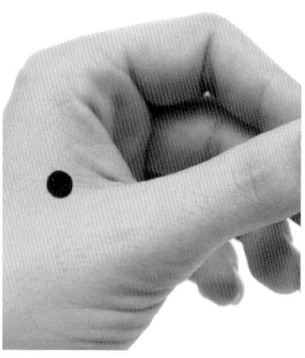

Auf dem linken Handrücken, in der Spitze des Winkels zwischen Daumen und Zeigefinger. Diesen Punkt kennen wir bereits.

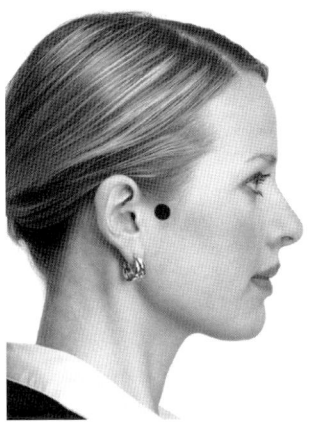

Legen Sie Ihre rechte Hand auf die rechte Wange, vor das untere Ende des Ohrs, und öffnen Sie weit den Mund: Sie spüren eine Vertiefung, die sich zwischen dem beweglichen Unterkiefer und dem unbeweglichen Oberkiefer bildet: Diese Stelle stimulieren Sie.

Zwei Daumenbreiten über und etwas vor dem höchsten Punkt der linken Ohrmuschel.

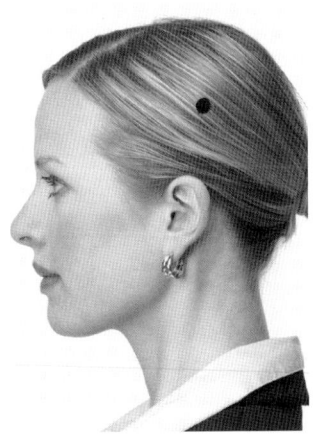

Sequenz Nr. 15 für die Stärkung der Blase

Diese Sequenz reguliert die Blasenenergie, sie stellt die Abwehrfähigkeit der Blase wieder her und lässt sich daher gut gegen wiederkehrende Harnwegsinfekte einsetzen.

Dazu muss man wissen, dass häufig nicht Infektionen, sondern psychische Probleme Ursachen für Blasenentzündungen sind, und zwar Schuldgefühle, die wiederum Ängste auslösen; diese müssen zuerst mit den entsprechenden Sequenzen bearbeitet werden.

Ich erinnere mich gut an eine junge Frau, die am Tag nach dem Geschlechtsverkehr mit ihrem Partner regelmäßig eine Blasenentzündung hatte. Dies entwickelte sich zu einem wahren Leidensweg, die junge Frau fürchtete sich vor jedem Zusammensein mit ihrem Mann, sie dachte an die Schmerzen, die sie am darauffolgenden Tag erwarteten, ihre Libido ließ nach, Eheprobleme begannen sich am Horizont abzuzeichnen.

Diese junge Frau war viele Jahre zuvor von ihrem damaligen Partner verlassen worden. Und auch wenn sie an dieser Trennung keine Schuld trug, so verursachte doch die Bürde ihrer christlichen Erziehung, deren Wurzeln tief in ihrem Unterbewusstsein verankert waren, das Gefühl, dass sie Ehebruch beging, wenn sie mit ihrem neuen Partner zusammen war.

So entwickelte sie ein unbewusstes Schuldgefühl, und obwohl ihre neue Beziehung glücklich war, bestrafte sie sich selbst mit ständig wiederkehrenden Blasenentzündungen, die ihre neue Verbindung gefährdeten. Die Sequenz zum Regulieren der Blasenenergie sowie das Erkennen der wahren, psychischen Ursache brachten die Lösung für ihr Problem.

Diese Sequenz ist auch bei Bettnässen von Kleinkindern von großem Nutzen. Dazu muss man wissen, dass nächtliches Einnässen mit einem ängstlichen Charakter einhergeht: Urin weist in bestimmten Teilen dieselbe Zusammensetzung auf wie das Fruchtwasser, das das Baby vor seiner Geburt umgibt; das Kleinkind versucht also, seine Angst unbewusst dadurch zu beruhigen, dass es sich wieder die Sicherheit verschafft, die es aus dem Mutterleib kannte. Kommen noch weitere Angstfaktoren hinzu, die mit Schwangerschaft oder Geburt, mit Entwurzelung oder Partnerschaftsproblemen der Eltern zu tun haben, so hat dieses Kind viel größere Schwierigkeiten, trocken zu werden, als andere Kinder seines Alters.

Dies ist auch der Grund dafür, dass viele Kinder, die längst trocken waren, wieder anfangen einzunässen, wenn ein Geschwisterkind geboren wird. Diese Inkontinenz hat dann zwei Ursachen:

- zum einen die Angst davor, verlassen zu werden, die Angst, dass die Eltern, die mit einem Mal sehr mit dem neuen Baby beschäftigt sind, das ältere Kind weniger lieben könnten;
- zum anderen der unbewusste Wunsch, ein Baby bleiben zu wollen, diesen Platz nicht an den Neuankömmling abtreten zu müssen und sich so die Zuneigung der Eltern zu sichern. Und Baby zu bleiben macht es „erforderlich", wieder einzunässen. Daher sollte vor der Sequenz für die Blase unbedingt die Kombination gegen Panik durchgeführt werden.

Die fünf Punkte für die Blase:
Bl64 li – Ni3 re – Dü8 li – Ma36 re – MP6 li

(Bl64 li)   **Punkt 1**

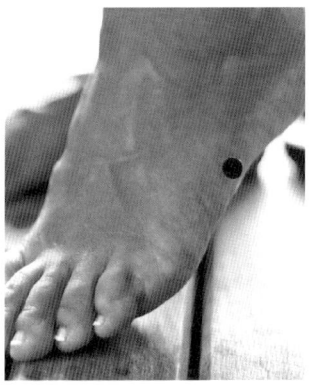

An der Außenseite des linken Fußes, genau in der Vertiefung vor dem kleinen Knoten, der das obere Ende des 5. Mittelfußknochens markiert. Dieser Punkt entspricht dem Punkt 1 der Sequenz gegen Ekzeme am anderen Fuß.

(Ni3 re)   **Punkt 2**

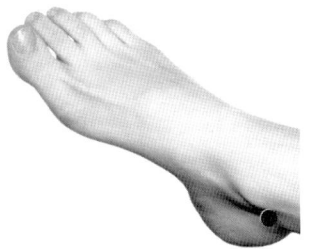

Eineinhalb Daumenbreiten hinter dem inneren Knöchel des rechten Fußes.

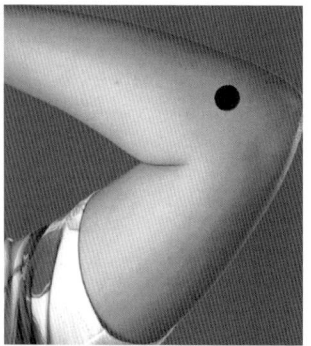

An der hinteren Innenseite des linken Ellbogens, in der Rinne des Ellbogennervs. Diesen Punkt haben wir bereits am rechten Arm als Punkt 3 der Sequenz gegen Überempfindlichkeit kennengelernt. Beugen Sie den Ellbogen und tasten Sie seine Innenseite ab, bis Sie eine Art Rinne zwischen den beiden Knochen ertasten: Dort drücken Sie.

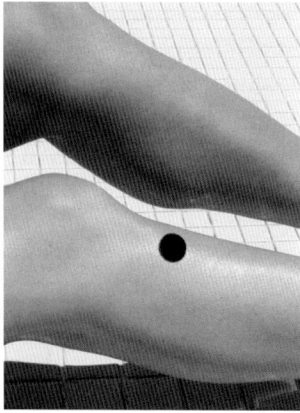

Legen Sie die Handfläche der rechten Hand auf die Kniescheibe Ihres rechten Beins und beobachten Sie, wo Ihr Zeigefinger zu liegen kommt: etwa eineinhalb Daumenbreiten neben dem Schienbeinkamm, an dessen Außenseite.

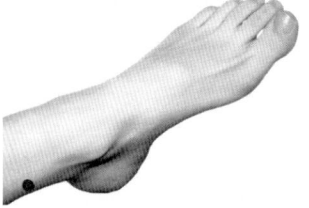

Vier Daumenbreiten über dem inneren Knöchel des linken Fußes, an der hinteren Seite des Schienbeins – auch dieser Punkt ist uns bereits mehrfach begegnet.

Sequenz Nr. 16 für die Stärkung des Darms

Der Darm ist *das* Organ überhaupt, in dem sich Ängste körperlich ausdrücken (somatisieren). Er reagiert sehr empfindlich auf Angst und Stress im Allgemeinen. Wer kennt nicht die Geschichte von den Soldaten im Ersten Weltkrieg, die – als sie erstmals unter feindlichen Beschuss gerieten – ihre Verdauung nicht mehr beherrschen konnten …

Es ist auch erwiesen, dass ängstliche Menschen oft unter Darmentzündungen leiden (die von äußerst schmerzhaften Krämpfen begleitet sein können). (Vielleicht haben Sie schon davon gehört, dass man den Darm auch als unser „drittes Gehirn" bezeichnet – das zweite ist natürlich das Herz.)

Diese Sequenz hat mir auch oft gute Dienste erwiesen bei der Behandlung von Patienten mit parasitären Darmentzündungen, vor allem wenn Amöben beteiligt waren, oder bei der chronischen, oft sehr schmerzhaften Sigmoiditis (Entzündung im s-förmig gekrümmten letzten Teil des Dickdarms).

Schließlich leistet diese Sequenz auch große Hilfe bei der Behandlung ernährungsbedingter Darmerkrankungen, mit denen häufig Ängste aus dem Mutterleib verbunden sind, etwa wenn die Mutter während der Schwangerschaft allzu ängstlich war oder wenn die Geburt lang und schwierig war. Diese Darmkoliken verschwinden leicht, wenn man die Sequenz im Anschluss an die Sequenz gegen Angst durchführt. (Dazu mehr im letzten Kapitel dieses Buches, nachdem ich alle Kombinationen vorgestellt habe.)

Die fünf Punkte für den Darm:
Ma25 li – Le2 li – Di4 re – Gb38 li – MP6 re

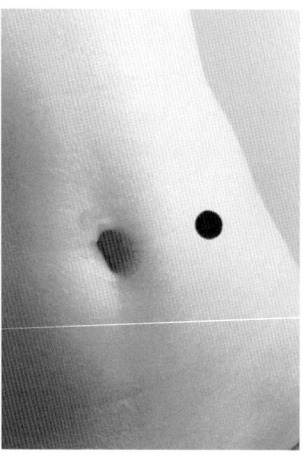

Auf dem Bauch, etwa in der Mitte der gedachten Linie zwischen Nabel und linkem Hüftknochen.

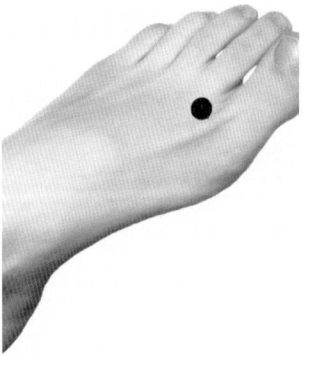

Auf dem linken Fußrücken, zwischen 1. und 2. Zehe.

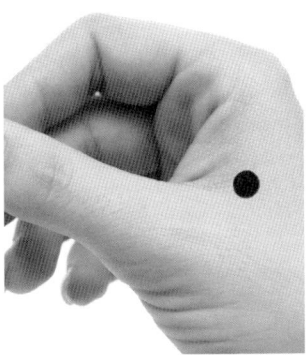

Auf dem rechten Handrücken, zwischen Daumen und Zeigefinger.

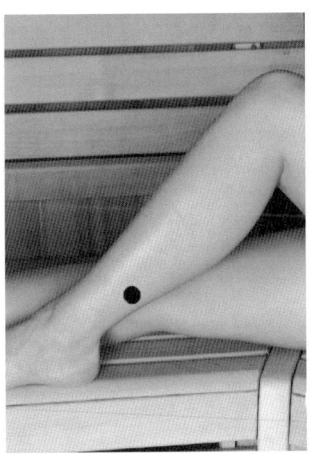

Auf dem linken äußeren Fußgelenk, etwa 5 Zentimeter über dem Fußknöchel, auf dem hinteren Rand des Wadenbeins.

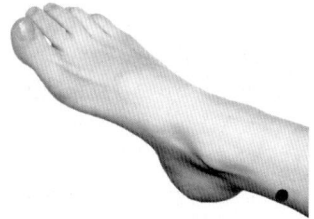

Vier Daumenbreiten über dem inneren Knöchel des rechten Fußes, an der hinteren Seite des Schienbeins; dieser Punkt ist uns mittlerweile wohl bekannt.

Sequenz Nr. 17 für das Ausbalancieren der Schilddrüse

Unsere Schilddrüse ist maßgeblich an der Regulierung des Stoffwechsels beteiligt und äußerst empfindlich; gerät sie auch nur minimal aus dem Gleichgewicht, so kann dies eine spürbare Störung verursachen. Weist sie Unterfunktion auf, so nehmen wir an Gewicht zu, bei Überfunktion verlieren wir an Gewicht. Auch auf unseren psychischen Zustand hat sie nicht zu unterschätzenden Einfluss: Bei Unterfunktion sind wir eher müde und apathisch, bei Überfunktion sind wir chronisch nervös.

Stress und vor allem Dinge, die unausgesprochen bleiben, können dazu beitragen, dass sich langfristig eine Dysfunktion der Schilddrüse entwickelt; deshalb ist es auch so wichtig, immer wachsam zu sein und sich so gut wie möglich auszudrücken, sich zu verbalisieren.

Man geht davon aus, dass alles, was zum Ausdruck gebracht wird, sich lösen und „abfließen" kann; aber alles, was wir in unserem Inneren vergraben, „verkörpert" sich und taucht eines Tages als körperliches Symptom wieder auf. Dazu passt auch das Ergebnis amerikanischer Studien, die zeigen konnten, dass Menschen, die Tagebuch führen, deutlich seltener an Krebs erkranken als Menschen, die das nicht tun.

Deshalb rät der bekannte Psychologe und Psychotherapeut Jacques Salomé, sich ein „Objekt-Symbol" zu schaffen: Kann oder konnte man einer anderen Person – aus welchem Grund auch immer – etwas nicht sagen, so sollte man das Problem nicht etwa für sich behalten; man sollte vielmehr ein beliebiges Symbol für diese Person auswählen und diesem Gegenstand dann rückhaltlos all das sagen, was man eigentlich dieser Person hätte sagen müssen. Da unser Gehirn in Symbolen denkt, glaubt es, dass wir der betreffenden Person tatsächlich gegenüberstehen. Und da, wie wir bereits gehört haben, Gedanken Energie sind, ermöglicht uns diese Technik, unsere Energien der Wut, der Angst und der Aggression loszuwerden; dadurch halten wir Schaden von unseren Organen fern, vor allem von unserer Schilddrüse.

Ich erinnere mich noch gut an eine Patientin, eine ältere Dame, die große Probleme mit ihrem ältesten Sohn hatte. Da sie den Konflikt in ihrem Alter – sie war bereits fünfundachtzig Jahre alt – nicht mehr offen austragen wollte, sprach sie nicht mit ihrem Sohn, grübelte jedoch ständig, wodurch sie sichtbar abmagerte und depressiv wurde. Ich gab ihr den Rat, sich ein „Objekt-Symbol" zu suchen.

Zu Hause angekommen fand sie – sie hatte über ihrem Schmerz doch ihren Humor nicht verloren – eine alte, aus Eisen geschmiedete Eule. Mit ihr spielte sie die Situation durch: Sie stellte sie auf den Küchentisch und jedes Mal, wenn sie daran vorbeiging, sprach sie sie an, als wäre sie ihr Sohn: „Warum sagst du so etwas zu deiner Mutter? Hast du keinen Respekt vor meinem Alter?" ... Und so ging es weiter, sie machte ihrem Herzen einfach Luft.

Zwei Wochen später rief sie mich an und berichtete mir, dass die Methode hervorragend funktioniere und dass es ihr gut gehe. Zuvor hatte sie sich drei Monate lang gequält.

Einige Monate später sah ich die Patientin wieder und sie erzählte mir, dass ihr ältester Sohn (mit dem sie im vergangenen Jahr so große Probleme gehabt hatte) einige Tage zu Besuch komme. Ich wollte einen Scherz machen und fragte sie, ob sie die Eule schon in Position gebracht habe, worauf sie mir mitteilte, dass sie die Eule am Ende so verabscheut habe, dass sie sie weggeworfen habe.

Zunächst musste ich lächeln, doch dann wurde mir klar, dass sie sich ja tatsächlich von ihren negativen Energien befreit und diese der Eule buchstäblich „aufgeladen" hatte; nun war es die Eule, die die unangenehme Energie ausstrahlte, und deshalb hatte sie sich von ihr trennen müssen. Dies beweist, dass dieses Verfahrens, auch wenn es zunächst vielleicht ein wenig seltsam anmuten mag, energetisch gesehen eine geniale Idee und ein unglaublich effektives Werkzeug ist.

Sollten Sie Probleme mit *mehreren* Personen haben, so sollten Sie sich natürlich mehrere Objekt-Symbole suchen. Benutzen Sie nämlich nur einen einzigen Gegenstand für mehrere Personen, so lässt sich Ihr Gehirn irgendwann nicht mehr hinters Licht führen und versteht nicht mehr, worum es eigentlich geht. Das Objekt-Symbol ist kein „Vertrauter", es lässt sich auch nicht mit dem Schnuller des Kleinkinds vergleichen.

Um wieder auf die Schilddrüse zurückzukommen: Die nachfolgende Sequenz kann eine stark *geschädigte* Schilddrüse, die vielleicht bereits voller Zysten oder in ihrer Funktion gestört ist, nicht wiederherstellen. Liegt jedoch nur eine leichte Störung vor, so kann diese Sequenz die Dinge wieder in Ordnung bringen; ehe man sich also zu schnell für eine Hormontherapie entscheidet, sollte man es auf jeden Fall erst einmal einige Tage lang damit probieren. Ist die Schädigung bereits weiter fortgeschritten, so kann die Sequenz dazu beitragen, dass die Medikamentendosis über einen längeren Zeitraum hinweg reduziert werden kann. Ich selbst halte viel davon, die Sequenzen präventiv anzuwenden; hat man also große Probleme mit Unausgesprochenem und stellt man gleichzeitig fest, dass man Gewicht verliert, sehr nervös ist oder dass man zunimmt und sich eher apathisch fühlt, so sollte man die Sequenz systematisch und regelmäßig durchführen; sie ist darauf ausgelegt, das Gleichgewicht wiederherzustellen; dies gelingt umso besser, wenn die Sequenzen gegen Angst und für die Ausdrucksfähigkeit (Nr. 3 und Nr. 8) vorgeschaltet werden.

Die fünf Punkte für die Schilddrüse:
KS9 li – Spezialpunkt rechter Arm – He9 li – Ma41 li – MP6 re

(KS9 li) Punkt 1

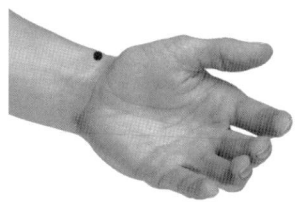

Bei zahlreichen anderen Sequenzen ist uns bereits ein Punkt auf dem Unterarm begegnet, an der Stelle, an der der Puls ertastet wird. Nun fährt man von diesem Punkt aus in einer Linie Richtung Handgelenk, bis man in der Beugefalte des Handgelenks die Spitze des Unterarmknochens (der Speiche) ertastet.

Punkt 2	*(Spezialpunkt rechter Arm)*

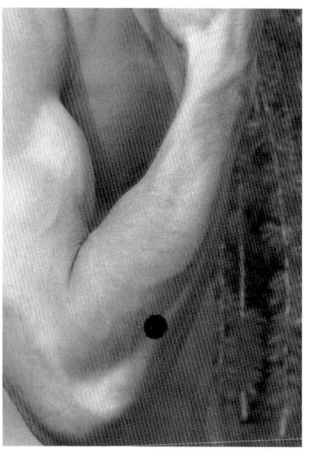

An der Außenseite des rechten Arms, wenn dieser im rechten Winkel gebeugt ist, etwa drei Daumenbreiten unterhalb des Ellbogengelenks. Dieser Punkt entspricht dem Punkt 3 (am linken Arm) in der Sequenz Nr. 7 zum Wiederaufladen der energetischen Zentren.

Punkt 3	*(He9 li)*

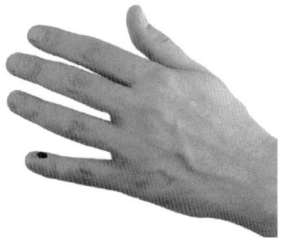

An der Spitze des kleinen Fingers der linken Hand, im dem Ringfinger zugewandten Nagelfalzwinkel.

Punkt 4	*(Ma41 li)*

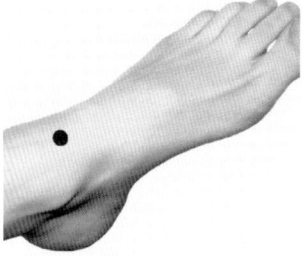

In der Mitte der Beugefalte des linken Fußes, auf dem Spann, genau unterhalb des Schienbeins.

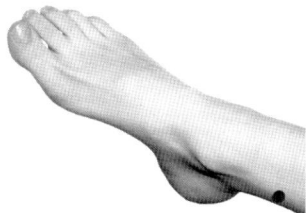

Vier Daumenbreiten über dem inneren Knöchel des rechten Fußes, an der hinteren Seite
des Schienbeins.

Sequenz Nr. 18 für Kreativität

Diese Sequenz ist für all diejenigen unter uns besonders wichtig, die ihre Kreativität wecken wollen. Dies hat nichts mit Motivation zu tun. Weiter vorn haben wir gesehen, dass fehlende Motivation eher ein Anzeichen für eine Depression ist. Es ist jedoch durchaus möglich, nicht depressiv zu sein, sondern im Gegenteil sogar hoch motiviert, und doch unter einer Blockade der eigenen Kreativität, unter dem Ausbleiben jeder Inspiration zu leiden:

- Dies kann zum Beispiel dem Journalisten passieren, der zu einem bestimmten Zeitpunkt seinen Artikel abliefern muss und nicht weiß, wie er beginnen soll, obwohl er das gesamte Material beisammen hat.

- Auch einem Maler, der vor seiner Leinwand steht und es nicht schafft, mit seinem Pinsel etwas Gelungenes zu kreieren.

- Oder dem Schriftsteller, der nicht den richtigen Ton trifft.

- Oder dem Komponisten oder dem Redenschreiber …

- Oder dem Anwalt, der die Grundzüge seines Plädoyers für den nächsten Tag festlegen möchte, oder dem Studenten, der seine Abschlussarbeit verfassen muss …

Die Aufzählung der Situationen, in denen wir alle unsere Intuition brauchen, um etwas zu erschaffen, und in denen ein Versagen ernste Folgen haben kann, wäre endlos lang und doch nie vollständig.

Zum Glück gibt es die Sequenz, die unsere Intuition und Kreativität wiederherstellt; ich habe sie selbst beim Verfassen dieses Buches mit Erfolg eingesetzt. Jedes Mal, wenn ich das Gefühl hatte, dass ich feststeckte, dass ich nicht mehr weiter wusste, habe ich sie angewandt und 5 Minuten später waren die Ideen wieder da und meine Inspiration setzte wieder ein. Sie hat auch einem guten Freund geholfen, der mit Leib und Seele Maler ist, jedoch seit einigen Jahren mit einer Blockade kämpfte. Einige Tage, nachdem ich bei ihm diese Sequenz durchgeführt hatte, fing er wieder an zu malen und zwei Jahre später hatte er genügend Werke geschaffen, um eine Ausstellung zu organisieren, die ein großer Erfolg wurde.

Die fünf Punkte für Kreativität:
MP21 re – ZG4 – Ni6 li – KS7 re – Ma36 li

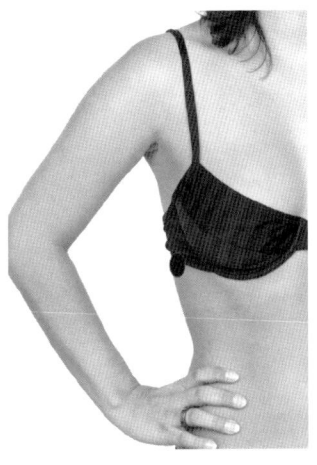

Auf der senkrechten Linie, die von der Achselhöhle zum oberen Rand der 7. rechten Rippe
verläuft. Man geht am besten so vor, dass man
die letzte Rippe ertastet, also die 12., nach oben
bis zur 7. fährt und den empfindlichen Punkt
auf dem oberen Abschnitt der Achse sucht, die
von dort zur Achselhöhle führt; dies ist ohne
Probleme möglich, da der Punkt sehr empfindlich ist.

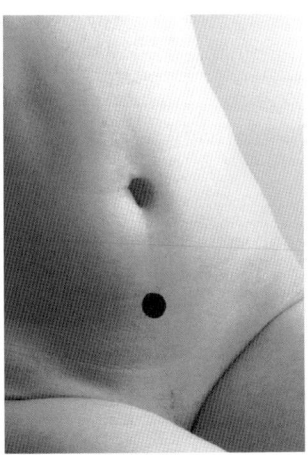

Dieser Punkt liegt über dem oberen Schambeinrand, genau in der Mitte der Schambeinfuge. Achtung, dieser Punkt ist sehr schmerzempfindlich.

Punkt 3	(Ni6 li)

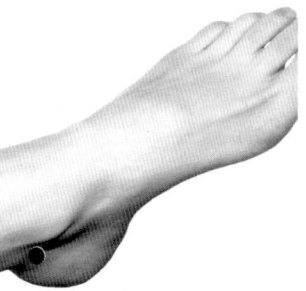

Eineinhalb Daumenbreiten hinter dem höchsten Punkt des inneren Knöchels des linken Fußgelenks. Er entspricht dem Punkt 2 der Sequenz für die Blase am anderen Fuß.

Punkt 4	(KS7 re)

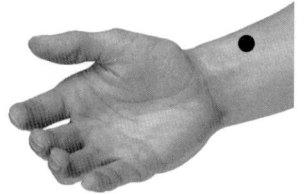

Am rechten Unterarm an der Stelle, an der gewöhnlich der Pulsschlag ertastet wird.

Punkt 5	(Ma36 li)

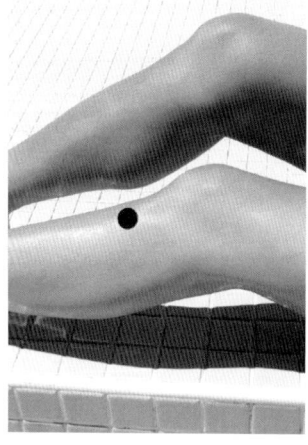

Legen Sie die Handfläche der linken Hand auf die Kniescheibe Ihres linken Beins und beobachten Sie, wo Ihr Zeigefinger zu liegen kommt: etwa eineinhalb Daumenbreiten neben dem Schienbeinkamm, an dessen Außenseite.

Sequenz Nr. 19 für das Lenden-Kreuz-Geflecht

Das Lenden-Kreuz-Nervengeflecht (*Plexus sacralis*, Wurzelchakra) entspricht dem Energiezentrum, das auch als Wurzelchakra bezeichnet wird. Aus energetischer Sicht ist es von großer Bedeutung. Es ist sozusagen die „Steckdose", die die Gebärmutter, die Prostata, die Lendenwirbel und die Genitalorgane mit Energie versorgt. In diesem Zentrum sind auch unsere persönliche Bestimmung, unser Handeln und unsere Verwurzelung angelegt. Jede Situation, die diese drei Funktionen stört, führt langfristig zu Dysfunktionen oder sogar zu Erkrankungen der damit in Verbindung stehenden Organe.

Ein Gefühl von Entwurzelung kann ganz plötzlich auftreten, nämlich immer dann, wenn wir unsere festen Bezugspunkte im Leben verlieren, etwa als Folge eines Umzugs oder weil sich unsere Lebensbedingungen aus anderen Gründen gravierend verändern, wie durch den Verlust des Arbeitsplatzes oder durch eine Scheidung. Eine solche Entwurzelung könnte eines Tages vielleicht beispielsweise in Form eines Geschwulstes in der Gebärmutter zum Ausdruck kommen.

Sind wir permanent der Willkür einer übergeordneten Hierarchieebene ausgesetzt oder werden wir ständig daran gehindert, das zu tun, was wir tun möchten, oder bedrückt uns die Last unserer Verantwortung, so werden wir es irgendwann nicht mehr „(er-)tragen" können; die Folge sind Lumbalgien oder Ischiasschmerzen, zu denen sich später vielleicht Probleme mit der Gebärmutter oder der Prostata hinzugesellen.

Andere Probleme, die oft mit einem Energieverlust im Bereich des Kreuzgeflechts zusammenhängen, sind eindeutig psychosomatischer Natur; hier sind die verschiedenen Probleme mit der Sexualität zu nennen, etwa vorzeitiger Samenerguss oder Frigidität, die häufig mit dem ersten oder zweiten energetischen Zentrum des Körpers in Verbindung gebracht werden können. Leben wir also in einer ähnlichen Situation wie den oben beschriebenen, so sollten wir unbedingt präventiv auf unser energetisches Gleichgewicht achten.

Die fünf Punkte für das Lenden-Kreuz-Geflecht:
Spezialpunkt linker Fuß – Ma36 re – Ni6 re – Bl2 li – MP6 re

Punkt 1   *(Spezialpunkt linker Fuß)*

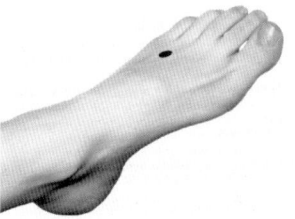

An der Oberseite des linken Fußes zwischen den Sehnen der 3. und 4. Zehe.

Punkt 2   *(Ma36 re)*

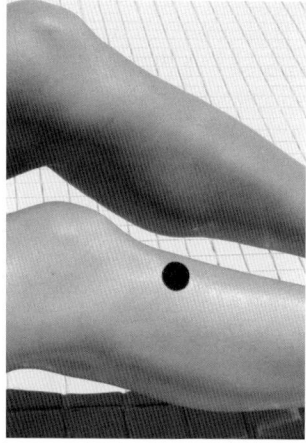

Legen Sie die Handfläche der rechten Hand auf die Kniescheibe Ihres rechten Beins und beobachten Sie, wo Ihr Zeigefinger zu liegen kommt: etwa eineinhalb Daumenbreiten neben dem Schienbeinkamm, an dessen Außenseite.

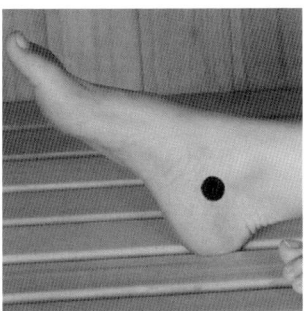

Eine Daumenbreite unter dem höchsten Punkt des rechten inneren Fußknöchels.

(Bl2 li)   Punkt 4

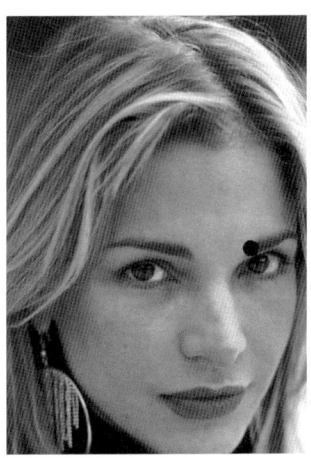

Auf der linken Augenbraue, in der kleinen Vertiefung, die sehr empfindlich ist und die man ertastet, wenn man, beginnend bei der Nasenwurzel, mit dem Daumen an der unteren Kante des Brauenbogens entlangtastet.

(MP6 re)   Punkt 5

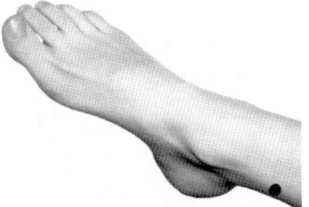

Vier Daumenbreiten über dem inneren Knöchel des rechten Fußes, an der hinteren Seite des Schienbeins.

Sequenz Nr. 20 für das Sonnengeflecht (Solarplexus)

Fühlt der Solarplexus sich gestört, so teilt er es uns über dieses allseits bekannte Gefühl mit, dass man einen Backstein im Magen hat; ist unsere Angst zu groß, so nimmt er uns häufig sogar die Luft zum Atmen.

Der Solarplexus ist das dritte energetische Zentrum unseres Körpers und versorgt den gesamten Bereich oberhalb des Verdauungstraktes mit Energie, also die Leber, den Magen, die Bauchspeicheldrüse und die Gallenblase. Eine Störung in diesem Energiezentrum kann daher Ursache für zahlreiche psychosomatische Erkrankungen speziell dieser Organe sein.

Genau wie das Lenden-Kreuz-Geflecht und die Schilddrüse reagiert der Solarplexus extrem empfindlich auf Angst. Während jedoch das Kreuzgeflecht besonders empfänglich ist für reale Ereignisse, also für die Probleme des wirklichen Lebens, und die Schilddrüse für reale existierende Kommunikationsprobleme, reagiert der Solarplexus besonders auf Ängste *ohne* reale Ursache, auf chronische Ängste, die häufig bei Menschen anzutreffen sind, die von sich glauben, eine ängstliche „Natur" zu sein, denen die Angst also eine ständige Begleiterin ist.

Jeder weiß, dass ängstliche Menschen häufig Magengeschwüre entwickeln oder über kurz oder lang mit Blasenerkrankungen rechnen müssen, weil sie sich ständig „vor Angst in die Hose machen". Ebenso finden sich in der medizinischen Fachliteratur Fälle von „Stress-Diabetes", die in weniger als einer Woche nach einer Trennung oder nach dem Scheitern in einer Prüfung auftreten; in diesen Fällen hat die Bauchspeicheldrüse ihre Funktion eingestellt, weil sie durch den Schock ihrer gesamten Energie beraubt wurde.

Gerät der gesamte Bereich der Verdauung aufgrund einer Störung des Solarplexus energetisch aus dem Gleichgewicht, so kann dies auch zahlreiche Stoffwechselprobleme nach sich ziehen, vor allem Fettleibigkeit.

Gehören Sie also zu den Menschen, die von Natur aus eher ängstlich sind, so ist die Vorsorge für reibungsloses Funktionieren des Solarplexus für Sie geradezu lebenswichtig. Die hierfür entwickelte Sequenz sollten Sie auch dann nicht vernachlässigen, wenn Ihnen trotz der regelmäßigen (täglichen) Anwendung der Sequenz gegen Panik eine übermäßig starke Sensibilität in der Magengrube oder unter der letzten rechten Rippe, also im Bereich der Gallenblase, zu schaffen macht.

Die fünf Punkte für das Sonnengeflecht:
Spezialpunkt Bauch – MP6 li – Bl2 li – Ma36 re – 3E5 re

(Spezialpunkt Bauch) | Punkt 1

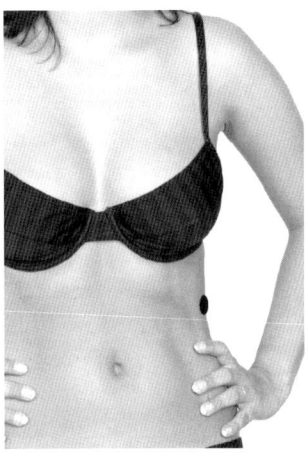

Unter der letzten linken Rippe, so weit außen wie möglich, auf der Linie, die die linke Achselhöhle mit dem höchsten Punkt der linken Hüfte verbindet.

(MP6 li) | Punkt 2

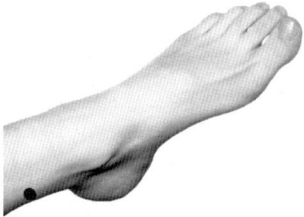

Vier Daumenbreiten über dem inneren Knöchel des linken Fußes, an der hinteren Seite des Schienbeins.

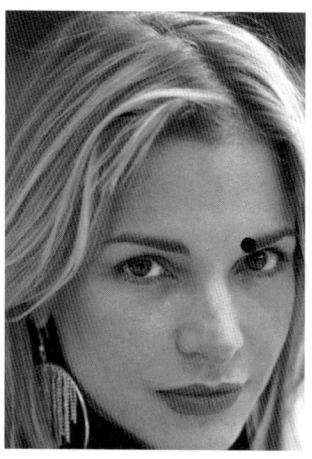

Auf der linken Augenbraue, in der kleinen Vertiefung, die sehr empfindlich ist und die man ertastet, wenn man, beginnend bei der Nasenwurzel, mit dem Daumen an der unteren Kante des Brauenbogens entlangtastet.

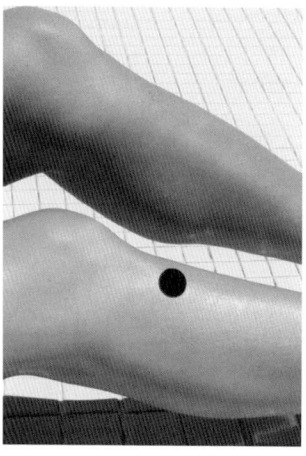

Legen Sie die Handfläche der rechten Hand auf die Kniescheibe Ihres rechten Beins und beobachten Sie, wo Ihr Zeigefinger zu liegen kommt: etwa eineinhalb Daumenbreiten neben dem Schienbeinkamm, an dessen Außenseite.

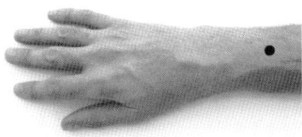

An der Oberseite des rechten Unterarms, wenn die rechte Hand auf der linken Schulter liegt und der Arm fest an den Körper gedrückt wird, etwa 5 Zentimeter oberhalb der Handgelenkfalte, zwischen Elle und Speiche, wo das Zifferblatt Ihrer Armbanduhr liegt.

Sequenz Nr. 21 gegen Impotenz und Verlust der Libido

Impotenz wird häufig als großes „Drama" empfunden. Sie kann zu Minderwertigkeitsgefühlen, Frustration oder gar Depression führen. Die Betroffenen empfinden sie als Makel, das eigene Selbstwertgefühl leidet und oft ist das ganze Leben davon beeinträchtigt. Auch der Partner oder die Partnerin leiden darunter. Fehlt einer Beziehung dieser Aspekt, so kann dies zu einer Zerreißprobe für die Partnerschaft werden und sogar zur Trennung führen – es sei denn, es besteht eine außergewöhnlich tiefe Liebe zwischen den Partnern.

Auch bei jungen Menschen kann Impotenz völlig unerwartet und ohne organischen oder sonstigen erkennbaren Grund auftreten; in den meisten Fällen ist der Grund psychologischer Natur, es handelt sich dann um eine „Panne", die dramatisiert wurde, oder um ein latentes, unverarbeitetes Schuldgefühl oder um eine krankhafte Idealisierung der Partnerin, die vielleicht unbewusst mit der eigenen Mutter gleichgesetzt wird, wodurch auf dieser Ebene ein Schuldgefühl wie bei einem Inzest ausgelöst wird.

Bei älteren Menschen wird Impotenz häufig als Beginn einer Depression angesehen. Organische Ursachen wie Bluthochdruck, Arteriosklerose oder Diabetes wirken sich natürlich ebenfalls nachteilig auf die Potenz aus, dennoch darf auch hier der Anteil der Psyche nicht unterschätzt werden.

Ein Nachlassen oder Verlust der Libido ist beim Mann wie bei der Frau eine schwächere Form der Impotenz; es ist für beide Partner gleichermaßen schwierig, damit umzugehen, da dies häufig mit einer Depression einhergeht.

Diesen Phänomenen wäre noch der vorzeitige Samenerguss hinzuzufügen, bei dem es sich ebenfalls um eine abgeschwächte, aber nicht weniger destruktive Variante der Impotenz handelt.

Die nachfolgende Sequenz kann sich hier als äußerst wirkungsvoll erweisen – es sei denn, der Impotenz liegen gravierende organische Ursachen zugrunde. Dieser Sequenz sollten immer die Sequenz gegen Angst und vor allem die gegen zwanghafte Gedanken vorangehen, ebenso wie die gegen Depression – im nachfolgenden Kapitel gehe ich darauf nochmals genauer ein.

Die fünf Punkte gegen Impotenz und Verlust der Libido:
Le8 li – MP10 li – Gb38 re – Ni3 li – GG23

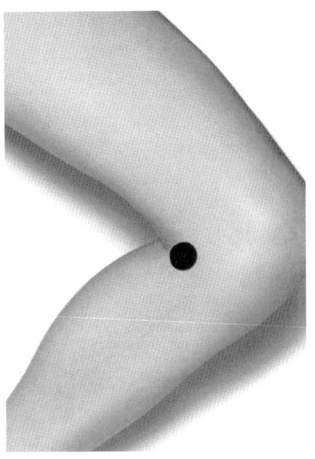

Auf der Innenseite des gebeugten linken Knies, am äußeren Ende der Beugefalte.

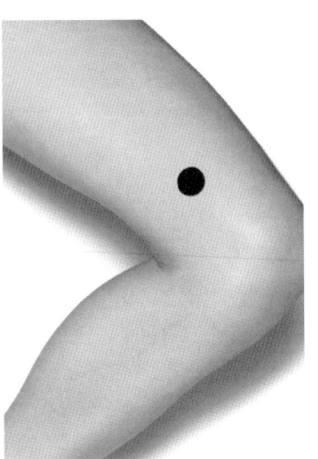

Auf der Innenseite des linken Oberschenkels, 7 bis 8 Zentimeter über dem Höcker, den das innere Ende des Schienbeins bildet.

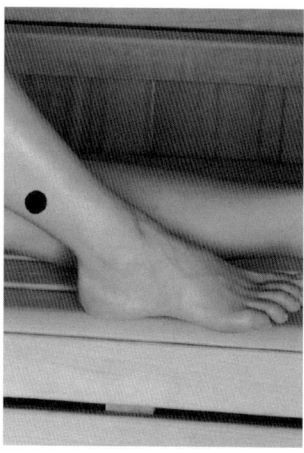

An der Außenseite des rechten Fußgelenks, am hinteren Rand des Schienbeins, 5 Zentimeter über dem inneren Fußknöchel.

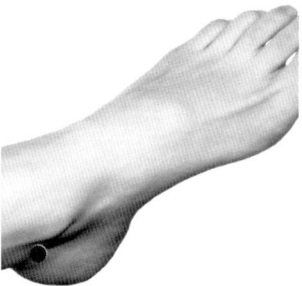

Eineinhalb Daumenbreiten hinter dem inneren Knöchel des linken Fußes.

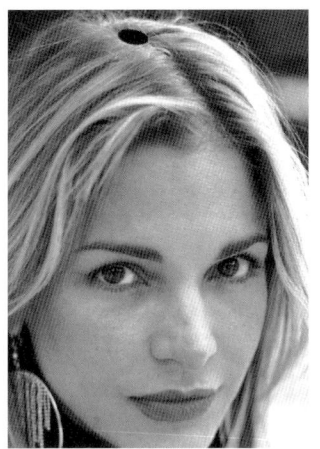

Auf der Kopfoberseite, auf der vorderen Fontanelle.

Sequenzkombinationen für die häufigsten psychosomatischen und emotionalen Probleme

Dass die im Folgenden vorgelegte Übersicht nicht vollständig sein kann, ist mir wohl bewusst, doch ich vertraue darauf, dass Sie mit dem Wissen, das Sie bis hierher bereits erworben haben, und mit Ihrem gesunden Menschenverstand in der Lage sein werden, auch Situationen zu meistern, die hier nicht ausdrücklich erwähnt sind. Wählen Sie in einem solchen Fall aus den einundzwanzig Sequenzen der PBA, die Ihnen zur Verfügung stehen, diejenigen aus, die Ihnen passend erscheinen.

Bevor wir beginnen, fasse ich hier noch einmal die wichtigsten Vorbereitungen zusammen:

- Legen Sie Ihre Armbanduhr ab und auch alles andere, was eine Batterie enthält (Handy, Autoschlüssel, Fernbedienung für elektrische Garagentore …).

- Sofern Sie mit einer anderen Person arbeiten, vergessen Sie nicht, ihren neutralen Schutzschild zu aktivieren, bevor Sie mit der Arbeit beginnen, und sich *danach* gründlich die Hände zu waschen.

- Stellen Sie sicher, dass bei der anderen Person nicht ein unbewusstes psychologisches Boykottprogramm am Werk ist, und nehmen Sie – wenn nötig – den Muskeltest zu Hilfe, um herauszufinden, ob die Person wirklich eine positive Veränderung will.

Zu jeder Emotion, zu jedem Problem nenne ich im Folgenden die Kombination, die sich meiner Erfahrung nach am besten dazu eignet, eine Veränderung *anzustoßen*; daran schließt sich jeweils eine Art „Wartungskombination" oder „Instandhaltungskombination" an, eine etwas „leichtere" Variante, die so lange anzuwenden ist, bis eine Verbesserung erkennbar wird. [Dafür verwenden wir auch den Begriff „Nachsorge", im übertragenen Sinne. – Anm. d. Vlgs.]

Manche Sequenzen (= Nummern) habe ich in Klammern gesetzt; hierbei handelt es sich um solche, die nicht von vornherein notwendig sind, sondern abhängig vom Kontext eingesetzt werden sollten. (Hier denke ich vor allem an die Sequenzen gegen Depressionen und zwanghafte Gedanken oder auch an die gegen die Narben alter Traumata, die sich nicht systematisch in allen Kombinationen finden, die jedoch je nach Situation unterstützend wirken können.

Ich rate Ihnen dazu, die Reihenfolge der Sequenzen einzuhalten, wie ich sie vorgebe. Sie sind Ergebnis langjähriger Erfahrung und sie sind in dieser Form am wirksamsten.

Albträume: 2/3/5/7

Albträume gehen häufig einher mit dem Auflösen latenter Ängste. Erwacht man schweißgebadet und mit starkem Herzklopfen aus einem besonders schweren Albtraum, so genügen 5 Minuten, in denen man bei sich selbst, ohne das Bett zu verlassen, die Sequenzen gegen negative Gedanken und Vorstellungen sowie gegen Angst und Überempfindlichkeit durchführt, um anschließend sofort in Ruhe weiterschlafen zu können. Sollten Sie die Sequenzen nicht auswendig kennen, so empfiehlt es sich, kleine Karten bereitzuhalten, auf denen Sie sie vorher notiert haben.

Angst (allgemein): 3/2/5/7

Bei Angst ist die Nr. 3 die Sequenz der Wahl (siehe Kapitel 3). Selbstverständlich wird sie nicht allein durchgeführt, sondern – je nach den Begleitumständen – zusammen mit weiteren Punktesequenzen. Bei einer vergleichsweise leichten Angst, etwa der vor den Prüfungsergebnissen, bedarf es keiner weiteren Sequenzen. Ebenso, wenn man „Angst" hat, nach einem langen Arbeitstag schlecht zu schlafen. Tritt die Angst jedoch in Begleitung einer negativen Einstellung auf, so sollte man die Nr. 2 hinzufügen, bei Überempfindlichkeit zusätzlich die Nr. 5 und schließlich die Nr. 7 zum Wiederaufladen der energetischen Zentren.

Erscheint es Ihnen angemessen, so fügen Sie auch die Kombination gegen Panik hinzu (Kapitel 4).

Angst mit Engegefühl: 2/3/(6)/7

Genau wie bei der Angst im Allgemeinen (siehe dort) sind es auch hier die spezifische Situation und die Umstände, die uns sagen, welche Sequenzen zusätzlich angewandt werden sollten. Hauptsequenz ist die Nr. 3 gegen Angst. Weitere Einzelheiten finden Sie bei der Kombination gegen Panik in Kapitel 4.

Antriebslosigkeit: 2/1/3/6/7

Dieser Zustand lässt sich als Abwesenheit jedweder Energie beschreiben, man möchte am liebsten gar nichts tun. Antriebslosigkeit ist immer Anzeichen für eine *Depression*. Die Details der entsprechenden Kombination von Sequenzen finden Sie in Kapitel 4.

Asthma: (2)/12/(1)/3/(4)/5/(6)/7

Asthma kann rein allergischer Natur sein – in diesem Fall zeigt die PBA leider nur wenig Wirkung. Ist der Anteil der Antikörper bereits zu groß und sind die Betroffenen dem verantwortlichen Allergen weiterhin ausgesetzt, so führt dies unweigerlich zu einem Konflikt, der sich in einem Asthmaanfall äußert. In diesem Fall hat man nicht sehr viele Möglichkeiten, außer dass man mithilfe der Sequenz Nr. 3 die Angst lösen kann, die von einer solchen Krise ausgelöst wird.

In manchen Fällen kann ein Asthmaanfall jedoch auch unmittelbar mit einem Stressor in Verbindung gebracht werden. Unzählige Kinder haben am Morgen vor einem Schultest Asthmaanfälle. In diesen Fällen kann die PBA den Anfall stoppen oder zumindest abschwächen.

Priorität hat in diesem Fall die Sequenz Nr. 12, die das Element Äther aktivieren soll, da dieses durch den Stress möglicherweise abgeschaltet wurde. Dann sollten die Nr. 3 gegen Angst sowie die Nr. 5 gegen Überempfindlichkeit hinzugefügt werden; „abgerundet" wird das Ganze mit Nr. 7 zum Wiederaufladen der energetischen Zentren.

Anschließend ist zu überlegen, ob zur Wiederherstellung des Zustands vor dem Anfall negatives Denken (Nr. 2) oder eine Depression (1), alte Traumata (6) oder zwanghafte Gedanken (4) bearbeitet werden müssen. Gleichwohl sollte man wachsam bleiben und, falls sich die Situation nicht beruhigt, so schnell wie möglich einen Arzt aufsuchen, vor allem, wenn es sich um einen schweren Anfall handelt.

Bettnässen: 2/1/3/5/(6)/7/15

Auch hierbei handelt es sich um einen physischen Ausdruck (Somatisierung) von Angst. Das angstvolle Kind will nachts unbewusst die Sicherheit spendende Wärme des Mutterleibs wiederherstellen. (Vergessen wir nicht, dass Fruchtwasser und Urin sich in ihrer chemischen Zusammensetzung sehr ähnlich sind.)

Es ist daher nicht verwunderlich, dass in dieser Kombination die charakteristischen Sequenzen für Angst und Depression auftauchen. Den Abschluss sollte immer die 15 bilden, die die Blase energetisch stärkt.

Zur „Nachsorge" sollten abends die Sequenzen 3 und 15 durchgeführt werden.

Chronisches Erschöpfungssyndrom: 2/1/3/7

Hier geht es nicht um die ganz gewöhnliche Müdigkeit, wie sie in Zeiten höherer Belastung auftritt, sondern um eine intensive, lang anhaltende Müdigkeit und Erschöpfung. Zunächst sollte in einem solchen Fall medizinisch abgeklärt werden, ob eine organische Ursache zugrunde liegt. (Blutwerte, Hormonstatus) Erst wenn diese Untersuchungen nichts ergeben, sollte man die Frage nach einer psychosomatischen Ursache stellen. In diesem Fall greift man zur Sequenzkombination gegen Depression, denn eine solche Form der Müdigkeit ist häufig Vorläufer und Hinweis auf eine nahende Depression. Sie kann sogar das einzig sichtbare Zeichen für eine bereits vorhandene, vom Betroffenen jedoch verdrängte Depression sein. In solchen Fällen spricht man von einer „maskierten" Depression.

Darmerkrankungen: 2/(1)/3/(4)/5/6/7/16

Unter dem Begriff „Colitis" werden all die Darmentzündungen zusammengefasst, die oft mit extrem schmerzhaften Spasmen des Dickdarms einhergehen und, falls organische oder parasitäre Ursachen ausgeschlossen werden können, meist bei ängstlichen Charakteren anzutreffen sind.

In der entsprechenden Sequenzkombination finden wir deshalb die Sequenzen gegen negative Gedanken und Vorstellungen, gegen Angst, Überempfindlichkeit und für den Darm. Auch Depression oder Zwangsvorstellungen sollten in die Überlegungen mit einbezogen werden, denn sie können die Situation noch verschlimmern.

Depression: 2/1/3/(4)/(5)/(6)/7/(9)

Diese ernste und bei Kindern wie bei Erwachsenen häufig auftretende Erkrankung wird in Kapitel 4 gesondert betrachtet.

Dyslexie: 11/2/(1)/3/5/8

Hier kommt der Sequenz Nr. 11 eine herausragende Bedeutung zu, denn sie stellt die energetische Koordination zwischen linker und rechter Gehirnhälfte wieder her.

Natürlich leidet das Kind unter seiner Dyslexie, deshalb die Nr. 2 gegen negative Einstellungen, die 3 gegen Angst und die 5 gegen Überempfindlichkeit. Die 1 kann hier ebenfalls angebracht sein – denn natürlich können auch Kinder depressiv sein, wenngleich sich die Depression bei ihnen nicht genau so äußert wie bei Erwachsenen. Schließlich: Auch die 8 für Ausdrucksfähigkeit sollte hier nicht vergessen werden.

Diese Sequenzen sollten mehrere Wochen lang täglich angewandt werden; zur „Nachsorge" reduziert man dann auf die 5 und die 8.

Eine Logopädin, die gegebenenfalls mit dem Kind arbeitet, wird über dessen rasche Fortschritte erstaunt sein. Ich finde, dass die Sequenzen Nr. 11 und 8 von den beteiligten Therapeuten systematisch in die Behandlung mit einbezogen werden sollten (– sie sind leicht zu erlernen und benötigen nicht mehr als 5 Minuten); zu Beginn einer jeden Sitzung durchgeführt, können sie gute Unterstützung leisten. Auch die Bach-Blütenessenzen Clematis und Cerato können wertvolle Hilfen sein.

Ekzem: 2/12/(1)/3/5/(6)/(4)/7/13

Bereits bei der Erläuterung der Sequenz Nr. 13 haben wir gesehen, dass das Ekzem *die psychosomatische Erkrankung überhaupt* ist und auf unbewältigte Angst zurückgeht. Diese Angst hat das Element Äther „abgeschaltet" und uns auf die Energien von Angst und Überempfindlichkeit zurückgeworfen. In den ersten Tagen sollten Sie auch eine eventuelle zwanghafte oder depressive Komponente im Auge haben und gegebenenfalls entsprechend bearbeiten.

Zur „Nachsorge" sollten dann die 12, die 5, die 7 und die 13 täglich durchgeführt werden. Sollte sich nochmals eine depressive oder zwanghafte Komponente einschleichen oder zeigt sich erneut eine negative Einstellung, so fügen Sie die entsprechenden Sequenzen hinzu (1, 4 und 2).

Hier sei noch angemerkt, dass sich diese Kombinationen in meiner täglichen Praxis als sehr wirksam erwiesen haben, vor allem gegen ernährungsabhängige Ekzeme, die nach meiner Überzeugung zu 99 Prozent auf Angst im Mutterleib oder während der Entbindung zurückzuführen sind: Das Kind spürte die Energie der Angst oder Panik, konnte sie jedoch nicht mit einem konkreten Grund in Verbindung bringen und wurde so im Zustand totalen Stresses geboren.

Auch hier sollten wir daran denken, dass sich ein Kind und sogar ein Säugling in einer Energie der Depression befinden können; denken Sie deshalb immer an die entsprechende Sequenz (1).

Säuglinge können ein Ekzem ferner aufgrund einer Intoleranz gegen Milch entwickeln;falls die oben genannten Sequenzen nicht greifen, sollte man dies in Betracht ziehen. Ich bin allerdings der Meinung, dass man es zunächst mit den genannten Sequenzen probieren sollte, bevor man sich für eine radikale Ernährungsumstellung entscheidet.

Ess-Brech-Sucht (Boulimie): 1/2/3/4/5/6/7/9

Diese Sequenzkombination richtet sich gegen die schwere Boulimie, bei der sich die Betroffenen systematisch selbst zum Erbrechen bringen und die mit Scham, Schuldgefühlen und Selbstabwertung verbunden ist. Am Anfang sollte man deshalb genau darauf achten, ob nicht auch eine Depression beteiligt ist (1), die fast unausweichlich zu sein scheint. Zur „Nachsorge" gehört zwingend die Bearbeitung des Zwangsverhaltens, die Sequenzen Nr. 2, 3, 4, 7 und 9 sollten deshalb über einen längeren Zeitraum beibehalten werden. In dieser Kombination darf auch die Sequenz Nr. 9 nicht fehlen, die das Gleichgewicht von Yin und Yang und damit das Gleichgewicht im Stoffwechsel wiederherstellt.

Fettleibigkeit: siehe Übergewicht

Gefühl der Entwurzelung: 2/1/3/7/19

Das Gefühl der Entwurzelung zeigt sich häufig in Form von Orientierungslosigkeit. Wurden wir in der Kindheit mit dem Verlust unserer vertrauten Umgebung konfrontiert, so tritt dieses Gefühl häufig in Resonanz mit einem alten Schmerz wieder auf. Vielleicht ist die Familie umgezogen und wir haben unsere vertraute Umgebung verloren, unsere Kameraden, vielleicht sogar die Groß-eltern, wenn die Entfernung zum alten Wohnort allzu groß war. Das Gefühl der Entwurzelung kann auch von einem Schulwechsel oder der Trennung der Eltern verursacht sein.

Selbst wenn diese Veränderung, der Umzug oder der berufliche Wechsel gewollt war, kann ein solcher Bruch dennoch in eine Depression münden; angesichts der Tatsache, dass die auslösende Situation in der Regel bewusst her-beigeführt wird, erscheint diese Reaktion unverständlich; dennoch sind diese Probleme typisch für schmerzliche Gefühle, die in unserem Unterbewusstsein schlummern und dann aufgeweckt werden.

Dazu sollte man wissen, dass sich die Angst vor Entwurzelung häufig auch in der Weigerung ausdrückt, sich überhaupt zu verwurzeln. Das ist nicht so paradox, wie es zunächst erscheinen mag: Verwurzelt man sich nämlich erst gar nicht, so riskiert man auch nicht, entwurzelt zu werden. Dies erklärt, warum manche Menschen chronisch instabile Verhaltensweisen in affektiver, beruf-licher oder geografischer Hinsicht an den Tag legen. Ihre Geschichte weist häu-fig massive Brüche auf, zum Beispiel einen Umzug der Eltern nach Übersee, als sie gerade sechs Monate alt waren und dadurch alle wichtigen Bindungen wie die zur übrigen Familie, zu Kindergarten oder Kinderfrau verloren.

Bei derart vorgeschädigten Menschen kann schon die *Aussicht* auf eine neuerliche Entwurzelung wahre Panik auslösen. In Australien habe ich viele Familienangehörige von Mitgliedern der französischen Streitkräfte gesehen, die in dem Augenblick, in dem es galt, zu packen, um nach Hause zurückzukehren, in eine Depression verfielen. Dabei hätte man erwartet, dass sie verrückt sein würden bei der Aussicht, ihre Heimat und ihre Familie wiederzusehen.

Wir sollten also bei einem Kind, das fast alle seine Bindungen verliert, weil man die Eltern ins Ausland schickt oder weil es die Schule wechseln muss, oder bei einem Erwachsenen, der darunter leidet, dass sich eine alte, unbewältigte Situation wiederholt, immer auch die Möglichkeit einer Depression und der Angst mit einbeziehen. Diese Situationen können sich im Körper im Bereich des Wurzelchakras somatisieren, also im Bereich des Lenden-Kreuz-Geflechts, wo es zu Blockaden der Nieren und des Ischiasnervs oder zu Wucherungen im Unterleib oder zu Prostatabeschwerden kommen kann. Deshalb sollte immer auch die Energie des Lenden-Kreuz-Geflechts ausgeglichen werden (Sequenz Nr. 19).

Gefühl des Verlassenseins: (10)/2/1/3/4/5/6/7

Verlassen zu werden ist ein sehr häufig vorkommendes Problem, das sehr ernste Auswirkungen auf das Gefühlsleben haben kann. Deshalb sollte man der betroffenen Person so früh wie möglich helfen.

Das Gefühl des Verlassenseins kann verschiedenste Ursachen haben, zuallererst natürlich die Trennung von einem geliebten Menschen. Ein (Klein-) Kind kann sich aber auch bei der Geburt eines Geschwisterkindes verlassen fühlen oder wenn die Mutter wieder zu arbeiten beginnt oder wenn die Eltern sich scheiden lassen. Wichtig ist zu wissen, dass ein Todesfall ebenso empfunden werden kann: nämlich als wäre man von der verstorbenen Person verlassen worden.

Der oder die Verlassene oder derjenige, der das *Gefühl* hat, verlassen worden zu sein, wird in der Folge alles tun, damit dies nicht noch einmal geschieht. Solche Menschen sind häufig unfähig, sich auf Gefühle zu einem anderen Menschen wirklich einzulassen, denn dies würde die Gefahr in sich bergen, erneut verlassen zu werden. Oder sie beginnen immer wieder „unmögliche" Liebesbeziehungen, die einzigen, die ihnen ihr Unterbewusstsein erlaubt, da es sich damit „auf der sicheren Seite" fühlt.

Besondere Beachtung sollte hier der Depression (Nr. 1) geschenkt werden, die allgegenwärtig ist, und dem Risikofaktor, den sie in sich trägt. Es ist auch unbedingt zu überprüfen, ob unterdrückte, wiederkehrende Wut (Nr. 10) beteiligt ist und aufgelöst werden muss, besonders bei einem Menschen, der vom geliebten Partner verlassen wurde. Da besteht die Gefahr, dass es zu aggressiven Handlungen gegen die eigene Person (vor allem bei jungen Menschen) oder gegen den anderen kommt. Sollte keine unmittelbare Verbesserung zu beobachten sein, so sollte man in einem solchen Fall die Hilfe eines professionellen Therapeuten in Anspruch nehmen!

Zu empfehlen sind die Sequenzen Nr. 2 gegen negatives Denken, Nr. 3 gegen Angst und ebenso die Nr. 4, weil anfangs immer zwanghafte Gedanken auftreten. Beim ersten Durchgang sollte auch die Nr. 6 angewandt werden, denn der Schock ist in jedem Fall heftig genug, um „die Sicherungen durchbrennen" zu lassen.

Bei den *wiederholten* Anwendungen dieser Kombination lässt man die Nr. 1 weg, sobald die Gefahr einer Depression gebannt ist, und die 3, sobald die Angst nachlässt, sowie die 6, die in der Regel nur *einmal* durchgeführt werden muss. Meiner Meinung nach sollte man die Sequenzen Nr. 2, 4, 5 und 7 über einen längeren Zeitraum ausführen, also die gegen negatives Denken, zwanghafte Gedanken, Überempfindlichkeit und natürlich diejenige zum Wiederaufladen der energetischen Zentren.

Groll: siehe Wut

Haarausfall: siehe Kopfhautprobleme

Harnblasenentzündung (wiederkehrend): (1)/2/3/4/5/6/7/15
(Siehe auch: Infekt)

Bearbeiten Sie Angst und Schuldgefühle. Bei Depression beginnen Sie mit der 1, beim ersten Mal lösen Sie ein mögliches Trauma mit der 6. Zur „Nachsorge" die 5 (Überempfindlichkeit), die 7 (Wiederaufladen der energetischen Zentren) und die 15 (für die Blase).

Hass: siehe Wut

Heimweh: 2/1/3/4/5/6/7

Dieses Problem erlebte ich bei einem Au-pair-Mädchen. Sie war depressiv, konnte die Entwurzelung und die Trennung von ihrer Familie nicht ertragen und weinte unablässig. Diese Situation rief in ihr einen alten Schmerz wieder wach: Im Alter von drei Jahren hatte sie alle ihre Bindungen durch einen Umzug verloren. Sie war bereits so weit, dass sie ihren Aufenthalt nach nur zwei Wochen abbrechen und nach Hause zurückkehren wollte … Die Sequenzkombination, die ich vorschlage, hat die besten Aussichten auf Erfolg. Und vergessen Sie nicht die 4, denn Zwänge aus der Vergangenheit lassen sich nur schwer auflösen.

Hexenschuss und *chronischer* Lendenschmerz: 2/(1)/3/(4)/6/7/19

Lumbalgien, also chronische Schmerzen im Lendenwirbelbereich, können die unterschiedlichsten Ursachen haben: etwa Arthrose, schlechte Ergonomie des Arbeitsplatzes, Fehlhaltungen, sogar Beinlängendifferenzen.

Sie sind jedoch häufig auch Anzeichen für eine beginnende Erschöpfung oder für die Schwierigkeit, mit einer drängenden Situation umzugehen; daher auch der Hinweis, an eine mögliche Depression zu denken oder, angesichts der chronischen Schmerzen, an zwanghafte Gedanken.

Dasselbe gilt für den akuten Hexenschuss, sofern er nicht unmittelbar Folge einer falschen Bewegung oder einer zu schweren Last ist. Er kann auch von einer „maskierten" Depression verursacht sein, wenn wir nicht begreifen wollen, dass wir uns schon zu viel „aufgeladen" haben; dann stoppt uns unser Körper ganz brutal: Indem er uns mit einer Depression konfrontiert, versucht er uns dazu zu bewegen, uns bewusst zu machen, dass er unter einer zu großen Anspannung steht und dass sich etwas ändern muss.

Hyperaktivität: 11/2/(1)/3/5/7

Die Erfahrung hat mich gelehrt, dass Hyperaktivität sehr häufig ein deutlicher Hinweis auf Angst ist. Sie ist in der Regel mit schlechter Koordination zwischen rechter und linker Gehirnhälfte gekoppelt – daher die Sequenz Nr. 11 gleich zu Beginn der Kombination.

Hypochondrie: 2/1/3/4/5/6/7

Sobald hier die Neigung zur Depression verschwindet, lässt man die Sequenz Nr. 1 wegfallen; man behält jedoch die 2, 3, 4 und 7 täglich bei, bis diese Krankheitsphobie verschwunden ist.

Impotenz: 2/(1)/3/4/5/9/19/21
(Siehe auch: Vorzeitiger Samenerguss)

Hier dominieren zwanghafte Gedanken und negatives Denken, auch wenn die tieferen Ursachen letztendlich andere sind, etwa ein schlecht behandelter Ödipuskomplex oder die Angst vor Altersdepression, die bei vielen Menschen auftritt, wenn sie auf die Sechzig zugehen. Deshalb wenden wir hier dieselbe

Sequenzkombination wie beim vorzeitigen Samenerguss an: die Nr. 2 sowie die 1, wenn bereits eine Depression vorliegt, 3 gegen die Angst, 4 gegen zwanghafte Gedanken, 5 gegen Überempfindlichkeit, 9 für das Gleichgewicht von Yin und Yang; außerdem die 19 für die Energie des Lenden-Kreuz-Geflechts und die 21 gegen Impotenz.

Zur „Nachsorge": täglich Nr. 5, 9, 19 und 21.

Infekt (wiederkehrend): (1)/2/3/4/5/(6)/7

Häufig wiederkehrende Infekte sind Zeichen für eine Schwächung der Immunabwehr und gehen meist mit einer schlechten psychischen Verfassung einher. Das betroffene Organ weist in den meisten Fällen einen Bezug zu einer nicht gelösten Problematik auf. So steht zum Beispiel die Blase sehr oft in Verbindung mit Ängsten und Schuldgefühlen. Ich erinnere mich an eine junge Frau, die unter ständigen Blasenentzündungen litt, nachdem sie nach ihrer Scheidung ihr Leben neu geordnet hatte und eine neue Beziehung eingegangen war. Aus denselben Gründen verhinderten ständige Pilzinfektionen der Scheide bei einer anderen Frau ein erfülltes Sexualleben. Wiederholtes Auftreten von Infekten im HNO-Bereich (also Mandel- und Mittelohrentzündungen sowie Funktionsstörungen der Schilddrüse) weist auf Probleme des Ausdrucks und der Kommunikation hin, auf das, was unausgesprochen bleibt oder was nicht gehört oder nicht verstanden wird. Es gibt zahlreiche Bücher, die sich mit der Symbolsprache der Organe beschäftigen; sie können ebenso hilfreich sein wie das tibetische Sprichwort: „Die Krankheit ist ein Brief unseres Körpers an uns selbst."

Bei der ersten Bearbeitung der Problematik sollten Sie zunächst herausfinden, ob der chronische Verlauf bereits eine Depression ausgelöst hat; beginnen Sie dann unbedingt mit der Nr. 1; die 6 fügen Sie hinzu, wenn Verdacht auf ein altes Trauma besteht. Im weiteren Verlauf können Sie sich auf die Sequenz Nr. 5 (Überempfindlichkeit), Nr. 7 (Wiederaufladen der energetischen Zentren) sowie auf die speziell für die jeweils betroffenen Organe entwickelten Sequenzen beschränken.

Inspirationsmangel: 18/8

Weist das Fehlen von Inspiration nicht auf den Beginn einer Depression hin (in diesem Fall greift man auf die entsprechende Sequenzkombination zurück), so kann die Nr. 18 die Blockade lösen. Da Inspiration und Ausdruck in engem Zusammenhang stehen, sollte man anschließend immer die Nr. 8 anwenden.

Kinderwunsch: 2/1/4/3/5/7/9/19

Der (unerfüllte) Kinderwunsch kann leicht zwanghafte Züge annehmen, deshalb ist die Sequenz Nr. 4 gegen zwanghafte Gedanken hier die erste Wahl. Beim ersten Mal müssen unbedingt auch die 1 (Depression) und die 2 (negatives Denken) einbezogen werden, denn die Frustration darüber, dass man kein Kind hat, geht häufig mit Schuldgefühlen oder sogar Minderwertigkeitsgefühlen einher und kann sehr schnell eine Wendung zur Depression nehmen. Schließlich sollte diese Kombination mit der Sequenz Nr. 19 (Lenden-Kreuz-Geflecht) beendet werden, die den Bereich der Eierstöcke und der Gebärmutter mit neuer Energie versorgt.

Zur „Nachsorge" tut man gut daran, täglich weiterhin die Nr. 4 anzuwenden; eine Schwangerschaft kann nämlich schon allein dadurch verhindert werden, dass der Wunsch *nicht losgelassen* wird. Ich empfehle deshalb die 4, die 7 und die 19 zur täglichen Anwendung.

Konflikt: (10)/2/1/3/4/(5)/6/7

Ein zugespitzter Konflikt kann uns in einen derartigen Ausnahmezustand versetzen, dass wir in manchen Fällen unbedingt die Sequenzkombination gegen Panik einsetzen sollten.

Bei einem dauerhaften, eher unterschwellig schwelenden Konflikt sollten wir langfristig, auch in der „Nachsorge"-Phase, die Sequenzen Nr. 1 (Depression) sowie 4 (zwanghafte Gedanken) durchführen. Solange der Konflikt also nicht gelöst ist, wenden Sie täglich die Nr. 2 (negative Einstellung), die Nr. 1, die Nr. 3 (Angst), die 4 (zwanghafte Gedanken) und schließlich die 7 (Wiederaufladen der energetischen Zentren) an.

Kopfhautprobleme: 12/2/(1)/3/(4)/5/6/7

Probleme, die die Kopfhaut betreffen (etwa der kreisförmige Haarausfall oder der hormonell bedingte Haarausfall = Alopezie), sind – wenn sie plötzlich und massiv auftreten – im Gegensatz zum progressiven, meist hormonell oder genetisch bedingten Haarausfall meist auf einen massiven Stress zurückzuführen, oft infolge eines Schocks. Es ist deshalb besonders wichtig, das Element Äther wieder zu stärken (Nr. 12), die Narben alter Traumata zu lösen (6) und die Angst zu bekämpfen (3); auch die negative Einstellung (2), die von diesem Problem häufig verursacht wird, darf nicht vergessen werden – wenn es sich nicht sogar um eine Depression handelt.

Zur „Nachsorge" sollten langfristig die Sequenzen Nr. 12 sowie 3 und 7 durchgeführt werden. Oft bedarf es mehrerer Wochen Geduld, bis eine Veränderung erkennbar wird, die dann in den meisten Fällen jedoch besonders deutlich ist.

Libidostörung: 2/1/3/9/19/21

Störungen der Libido stehen häufig in Zusammenhang mit Depression und Ängsten; deshalb wenden wir die Sequenzen Nr. 2, 1 und 3 an. Die 9 bringt anschließend Yin und Yang wieder ins Gleichgewicht, die 19 versorgt den Bereich des Lenden-Kreuz-Geflechts wieder mit Energie, die 21 wirkt darüber hinaus unmittelbar auf die Symptomatik.

Liebeskummer: siehe Gefühl des Verlassenseins

Magengeschwür: (10)/2/3/5/(6)/7/20

Auch dies ist ein psychosomatisches Leiden. Wählen Sie die Nr. 2 und 3 gegen negatives Denken und Angst, die 5 gegen Überempfindlichkeit, die 6, wenn ein Trauma am Anfang steht, und die 20 für den Solarplexus, der den Magen energetisch versorgt.

Nicht zu vergessen ist die 10 gegen unterdrückte, wiederkehrende Wut, falls das Magengeschwür im Zusammenhang mit einem nicht verarbeiteten Konflikt steht oder wenn es um Mobbing geht.

Magersucht (Anorexie): 2/1/3/4/5/6/7

Es geht hier nicht um Gewichtsverlust aufgrund von Stress oder Erschöpfung, sondern um psychisch bedingte Magersucht.

Diese Störung lässt sich sehr gut bearbeiten, wenn auch die Sequenzkombination gegen Depression über einen längeren Zeitraum hinweg zweimal täglich angewandt wird.

Allerdings sollte man sich nicht allein auf die PBA verlassen, wenn die Symptome auf eine *schwere* Magersucht hinweisen. Dann ist größte Vorsicht geboten, denn es besteht immer akute Lebensgefahr und meist ist zumindest eine Psychotherapie, wenn nicht sogar der Aufenthalt in einer Spezialklinik angebracht. Dennoch kann die PBA eine positive Entwicklung beschleunigen und unterstützen.

Mandelentzündung (wiederkehrend): 2/(1)/3/(4)/5/(6)/7/8 (Siehe auch: Infekt)

Arbeiten Sie am Ausdruck, an allem Unausgesprochenen. Ist der Zustand eher depressiv, so führen Sie zunächst die Nr. 1 durch. Geht es eher um zwanghafte Gedanken, so greift die Nr. 4. Handelt es sich um ein altes Trauma, wenden Sie die Nr. 6 an. Zur „Nachsorge" wählen Sie die Nr. 5 (Überempfindlichkeit) und die Nr. 8 (Ausdruck) – diese beiden Sequenzen sollten über einen längeren Zeitraum regelmäßig durchgeführt werden.

Migräne: 2/1/3/7/9

Migräne ist häufig körperlicher Ausdruck von Ängsten oder von Ärger, die eine Verkrampfung der Muskulatur des Nackens und des oberen Rückens verursachen, die wiederum Auslöser eines Migräneanfalls sein kann.

Verschwinden die Anfälle nicht relativ schnell, so sollte auf jeden Fall medizinisch abgeklärt werden, ob noch andere Ursachen in Betracht kommen, etwa der Zustand der Wirbelsäule, der Augen, der Nebenhöhlen oder des Verdauungstrakts.

Mittelohrentzündung (wiederkehrend): 2/3/4/5/7/8 (Siehe auch: Infekt)

Mobbing: (10)/2/1/3/4/6/7

In diesem speziellen Fall dominieren Depression und zwanghafte Gedanken, häufig ist auch nur schwer beherrschbare Wut beteiligt. Diese Sequenzkombination sollte jeden Morgen systematisch durchgeführt werden, und zwar so lange, wie die kritische Situation besteht.

Nackenverspannung: 2/1/3/6/7

Verspannungen, die häufig sehr schmerzhaft sind und sogar Migräneanfälle auslösen, können chronisch werden und zu Schmerzen im Bereich des Trapezmuskels oder sogar zu Verspannungen im Kiefergelenk führen.

Sie sind zweifellos an Ängste und Überempfindlichkeit gekoppelt. Entspannungsmassagen, Physiotherapie und Osteopathie können sie zum Verschwinden bringen. Die PBA ist ebenfalls angezeigt, denn sie kann die Wirkung dieser Therapien unterstützen und vor allem Rückfälle verhindern.

Nägelkauen: 2/(1)/3/5/6/8
(Siehe auch: Ticks, Zwangsstörungen)

Nägelkauen, bei dem die Fingernägel und in manchen Fällen sogar die Zehennägel abgekaut werden, ist ein eindeutiger Hinweis auf Angst.

Nicht-loslassen-Können: 4

Wollen wir ein Problem wirklich loslassen, so ist die Sequenz Nr. 4 unerlässlich. *Können* wir nicht loslassen, so nimmt dies so viel Kapazität unseres Gehirns in Beschlag, dass unsere anderen Fähigkeiten, vor allem unsere Intuition, völlig überlagert werden; deshalb schaffen wir es nicht, Lösungen für unsere Probleme zu finden. Ergänzend sollte unbedingt die Bach-Blütenessenz *White Chestnut* verabreicht werden.

Panik: 2/3/(6)/7/(9)
Vgl. die Sequenzkombination gegen Panik in Kapitel 4!

Perfektionismus: 3/4

Die Sequenz der Wahl bei Perfektionismus ist die Nr. 4, denn ein Mensch mit Hang zum Perfektionismus kann nicht *loslassen*.

Dazu sollte man wissen, dass Perfektionismus im Grunde ein Mittel zur Verteidigung für Menschen ist, die seit ihrer Kindheit Angst haben, angegriffen oder kritisiert zu werden: Sie kommen dann unbewusst zu dem Schluss, dass die einzige Möglichkeit, *nicht* angegriffen oder kritisiert zu werden, darin bestehe, perfekt zu sein.

Deshalb sollte zu Beginn unbedingt die Sequenzkombination gegen Angst durchgeführt werden.

Phobie: 2/3/4/7

Pilzinfektion der Scheide (wiederkehrend): 2/3/4/5/7/19 (Siehe auch: Infekt)

Bearbeiten Sie das Thema Schuldgefühle.

Prämenstruelles Syndrom: 2/(1)/5/9/19

Dieses weitverbreitete Syndrom beeinträchtigt das Leben vieler junger Frauen. Immer, wenn die Regel bevorsteht, nimmt die Emotionalität zu, die Betroffenen sind reizbar, oft kommt es sogar zu depressiver Verstimmung. Mit diesen Stimmungsschwankungen lässt sich nur schwer umgehen, da sie hormonell bedingt sind und sich dem persönlichen Willen entziehen.

Hier lässt sich Abhilfe schaffen, indem man den Schwerpunkt auf negatives Denken (Nr. 2), Überempfindlichkeit (5), auf das Gleichgewicht von Yin und Yang (9) und die Energetisierung des Lenden-Kreuz-Geflechts (19) legt.

Ab dem zwanzigsten Zyklustag sollten Sie gegebenenfalls wachsam sein und von da an diese Sequenzkombination mehrmals täglich durchführen.

Prüfungsangst: 2/3/5/8 Vgl. die Kombination gegen Stress in Kapitel 4!

Säuglingskolik: 3/6/7/16

Ein Säugling, der Koliken hat, hat auch Angst. Diese Angst kann daher kommen, dass die Schwangerschaft für die Mutter physisch oder psychisch schwierig war und das Kind im Mutterleib diese Energie der Angst gespürt und sie es destabilisiert hat. Oder vielleicht war die Geburt langwierig und kompliziert –

auch hier konnte es die ganze Angst seiner Mutter und des medizinischen Personals spüren.

Ein noch stärkerer Grund für Angst liegt vor, wenn die Geburtszange zum Einsatz kam (was das Baby als Aggression wahrnahm) oder wenn ein Kaiserschnitt notwendig war (was wie ein Verlassenwerden wirkte: Stellen Sie sich vor, wie man sich fühlen muss, wenn man neun Monate lang in den Schwingungen eines anderen Menschen geborgen ist und dann brutal herausgerissen wird ...). Jede dieser Situationen löst Panik aus.

Die Sequenzen Nr. 3 (Angst), 6 (Narben von alten Traumata), 7 (Wiederaufladen der energetischen Zentren) und vor allem 16 (für den Darm) erweisen sich in diesem Fall als äußerst wertvoll und führen bei Babys, die sonst mit nichts zu beruhigen sind, zu erstaunlich guten Ergebnissen.

Achten Sie immer darauf, dass Sie bei einem Neugeborenen nur sehr *sanften* Druck auf die Akupunkturpunkte ausüben.

Schlafbedürfnis (übermäßiges; Hypersomnie): 2/1/3/(4)/(5)/(6)/7/(9)

Die Hypersomnie ist ein Zustand, in den sich Depressive flüchten, denn es ist eine einfache Möglichkeit, sich aus der Welt, in der man so sehr leidet, zurückzuziehen. Wir wenden deshalb die Sequenzkombination gegen Depression aus Kapitel 4 an.

Schlaflosigkeit: 10/2/1/3/4/5/6/7

Hier steht die 10 an erster Stelle, weil Wut häufig Ursache für hartnäckige Schlaflosigkeit ist; es folgt die Nr. 2, weil immer eine fatale Negativität vorherrscht; die 1, weil oft auch Depression im Spiel ist – wir haben weiter vorn gesehen, dass Schlaflosigkeit an sich bereits ein Hinweis auf eine Depression sein kann; die 3, weil Angst uns wach hält, und die 4, weil Schlaflosigkeit schnell zwanghafte Züge annimmt; die 5 gegen Überempfindlichkeit, die 6 zur Beseitigung der Narben von alten Traumata, die ebenfalls eine Rolle spielen können; und schließlich die 7 zum Wiederaufladen der energetischen Zentren.

In den darauffolgenden Tagen sollten die Sequenzen Nr. 2, 3, 4 und 7 genügen.

Schlafstörungen bei Kindern: 3/6/7

Wenden Sie die Nr. 3 gegen Angst an, die 6 zum Auflösen möglicher früherer Traumata, die 7 zum Wiederaufladen der energetischen Zentren – und das Kind wird wieder einschlafen.

Sie können hier auch mit den Notfalltropfen oder mit *Rock Rose* nach Dr. Bach helfen, die sich in solchen Situationen sehr bewährt haben und völlig risikolos eingesetzt werden können.

Schuppenflechte (Psoriasis): (1)/3/2/12/(4)/5/6/7/13

Psoriasis ist eine chronische Erkrankung. Häufig leiden die Betroffenen zudem unter den ästhetischen Urteilen ihrer Mitmenschen.

Das erste Auftreten der Erkrankung ist immer an eine schwere Krise im Leben des Patienten gekoppelt, die verdrängt wurde. Selbst wenn der erste Schub gut behandelt werden konnte, sind diese Menschen in der Folge immer von einem Rückfall bedroht, der in Phasen starker Anspannung jederzeit ausgelöst werden kann; dies ist das Hauptproblem bei dieser Erkrankung.

Der chronische Verlauf kann ernste biologische Störungen nach sich ziehen; es besteht sogar das Risiko einer rheumatischen Entwicklung. Deshalb ist genau darauf zu achten, dass mit der PBA die psychischen Aspekte bearbeitet werden: zunächst die Depression, die sowohl Ursache als auch Folge der Psoriasis sein kann, aber auch Folge des ästhetischen Urteils der Umwelt; schließlich muss auch die Angst bearbeitet werden, die für das „Abschalten" des Elements Äther verantwortlich ist.

Mit Erstaunen habe ich festgestellt, dass hier auch die Sequenz Nr. 13 gegen Ekzeme sehr gut anschlägt (obwohl die Psoriasis nicht wirklich eine Form von Ekzem ist).

Zur „Nachsorge" empfehle ich deshalb die Sequenzen 12, 5, 7 und 13 zur täglichen Anwendung.

Selbstabwertung: 2/1/3/(4)/(5)/(6)/7/(9)
(Siehe auch: Depression)

Beginnt jemand, sich selbst systematisch abzuwerten, sich für „ein Nichts" zu halten, so kann man sicher sein, dass eine Depression nicht mehr weit ist, vor allem, wenn ein solches Verhalten von diesem Menschen sonst nicht bekannt ist. In diesem Fall sollte man sofort die Sequenzkombination gegen Depression anwenden: 2/1/3/(4)/(5)/(6)/7/(9).

Sodbrennen: siehe Magengeschwür

Somatisierungen: 2/(1)/3/4/5/6/7

Sehr viele Krankheiten sind mehr oder weniger direkt psychosomatischen Ursprungs; es ist unmöglich, eine vollständige Liste zu erstellen. Vermutet man einen derartigen Zusammenhang, so sollte die medizinische Behandlung unbedingt mit PBA unterstützt werden.

Im Allgemeinen wendet man systematisch die Sequenzen Nr. 2, 3 4 (das Problem muss zwanghaft gewesen sein, um eine Somatisierung auszulösen), 5, 6 (fatalerweise finden sich im Energiesystem Narben des ursächlichen Ereignisses) und 7.

Wenden Sie auch die Nr. 1 an, wenn Sie hinter der Erkrankung eine maskierte Depression vermuten; dies ist sehr häufig der Fall.

Andere Sequenzen, die auf die jeweils betroffene Stelle des Körpers ausgerichtet sind, werden hinzugefügt: die 19, wenn die Störung im Bereich der vom Lenden-Kreuz-Geflecht versorgten Organe liegt; die 20, wenn es sich um Organe handelt, die vom Sonnengeflecht versorgt werden (der Verdauungstrakt im Allgemeinen, Leber, Gallenblase, Magen); die 8, wenn der HNO-Bereich betroffen ist; oder auch die spezifischen Sequenzen für die Haut, die Blase oder den Darm, die im vorigen Kapitel detailliert beschrieben wurden und am Ende des Buches nochmals zusammengefasst sind.

Zur „Nachsorge" empfehlen sich die 3, die 4 und die 7 sowie spezifische Sequenzen.

Stottern: 2/(1)/3/5/6/8

Siehe auch: Ticks, Zwangsstörungen. Stottern ist eine Art Tick, deshalb der Hinweis auf dieses Stichwort.

Stress (punktuell): 3/7

Ticks, Zwangsstörungen: 2/(1)/3/5/6/8

Die Ticks (wie ständiges Blinzeln) gehen ebenso wie Zwangsstörungen (beispielsweise ständiges, langes, zwanghaftes Händewaschen) auf das Konto von Ängsten. Oft bringt man ein Kind zu mir, das unter einem Tick leidet; dann wende ich bei ihm die Sequenz Nr. 3 gegen Angst und vielleicht noch die 1 an, wenn ich den Verdacht auf Depression habe, außerdem die Nr. 5 gegen Überempfindlichkeit und die 6 zum Auflösen der Narben früherer Traumata; dies bringt in der Regel eine spürbare Verbesserung. Den Eltern rate ich immer, loszulassen, denn wenn diese sich zu sehr auf den Tick des Kindes fixieren, schaffen sie damit bei ihrem Kind einen solchen Zustand der Spannung, dass die Angst und der Tick wieder zurückkehren. Bedingung für das Verschwinden des Ticks ist also, ihn zu ignorieren.

Interessant ist hier wiederum die Tatsache, dass ein Tick ein hervorragendes Alarmsignal ist. Sobald er wieder auftritt, kann man sicher sein, dass irgendein Ereignis stattgefunden hat, das das Kind erneut aus dem Gleichgewicht gebracht hat. Eltern, die damit vertraut sind, versäumen nie, mir zu erklären, dass „wieder irgendetwas in der Schule vorgefallen sein muss, denn er hat wieder angefangen zu blinzeln / zu stottern".

Todesfall: 2/1/3/5/6/7/(4)/(9)

Der Tod eines geliebten Menschen schafft eine massive psychische Notfallsituation. Hier sollte unbedingt das „Notfallpaket" aus Kapitel 4 zum Einsatz kommen. Natürlich kann die PBA der Situation nicht ihren Ernst nehmen, auch nicht den damit verbundenen Kummer und den Schmerz; sie kann den Betroffenen jedoch wieder zu positiven Energien und dadurch zu der Kraft verhelfen, die Situation durchzustehen.

Trennung oder Scheidung: siehe Gefühl des Verlassenseins

Überanstrengung, Überarbeitung: 2/1

Ich vermute, dass Überanstrengung eine spezifische Form von Depression nach sich zieht, die auf der Ebene des Gehirns dem Knochenbruch bei einem ermüdeten Sportler ähnelt.

Übergewicht: 2/(1)/3/4/(5)/(6)/9

Hier hat die Nr. 2 Priorität, denn Übergewicht ist Ursache für ein negatives Selbstbild. Auch eine Depression kann mitspielen. Die 4 empfiehlt sich, weil immer zwanghafte Gedanken im Spiel sind; sie sind es, die die Gewichtsabnahme häufig verhindern. Könnte ein Schock Auslöser für die Gewichtszunahme sein, so ist die Sequenz Nr. 6 anzuwenden. Zur „Nachsorge" werden jeden Morgen die 2, 3, 4 und die 9 durchgeführt.

Unaufmerksamkeit, Ablenkbarkeit, Konzentrationsschwäche, Verträumtheit ...
– bei Kindern: 11/5

Hier hat die Sequenz Nr. 11 Priorität, denn es handelt sich häufig um schlechte Koordination zwischen linker und rechter Gehirnhälfte. Natürlich fügt man auch die Sequenz gegen Überempfindlichkeit hinzu (5). Es gibt für solche Fälle auch eine Bach-Blütenessenz, die wertvolle Hilfe leisten kann: *Clematis*.

– bei Erwachsenen: 1

Hier ist der Sequenz Nr. 1 der Vorzug zu geben; dem gegenwärtigen Augenblick zu entfliehen ist nämlich häufig ein Mittel, mit dem die Betroffenen versuchen, die Depression abzuwenden. Oder aber der Geist ist so über die Maßen beansprucht, dass sich Aufmerksamkeit und Erinnerung nicht mehr aktivieren lassen. Deshalb müssen wir hier zur Sequenz gegen Depression greifen, die wir in Kapitel 4 ausführlich behandelt haben.

Unerklärliches Weinen bei Säuglingen: 3/6/7/16

Hier greift dieselbe Sequenzkombination wie bei Säuglingskoliken. Ist der Hunger gestillt, so sind die beiden großen Ängste eines Säuglings die, angegriffen oder verlassen zu werden. Hier benötigen wir also die Sequenzkombination gegen Panik; aber auch die Sequenz Nr. 16 (für den Darm) darf keinesfalls vergessen werden, denn bei nahezu jedem Säugling „verkörpert" sich Angst in Form von Koliken.

Unfall: 2/1/3/(4)/5/6/7

In einer solchen Situation sollte man sofort das „Notfallpaket" anwenden (siehe Kapitel 4). Hat man Dr. Bachs Notfalltropfen zur Hand, so sollte man diese auf jeden Fall einsetzen, sie potenzieren die Wirkung der anderen Maßnahmen.

Heute Nachmittag zum Beispiel kam eine Mutter mit ihrer sechsjährigen Tochter zu mir. Das Mädchen war ein paar Tage zuvor mit ihrem Quad verunglückt (das ist so ein kleines motorisiertes, geländegängiges Fahrzeug, einem Motorrad ähnlich, aber mit vier Rädern). Sie war über einen Stein gefahren, das Quad war umgekippt, das Kind war herausgeschleudert worden und am Straßenrand aufgeschlagen – Sie können sich die Panik vorstellen! Die Mutter kannte die PBA aus einem meiner Workshops und wandte sofort das „Notfallpaket" an.

Einige Tage danach kam sie also mit dem Kind sicherheitshalber in meine Sprechstunde, damit ich seine energetische Verfassung überprüfen sollte. Dem kleinen Mädchen ging es gut, keine Spur von Panik, keine psychischen Spuren des Unfalls, sie war in jeder Hinsicht in bemerkenswert guter Verfassung. Dieser Fall ist ein weiterer Beleg für die Wirksamkeit der Notfallkombination, vor allem, wenn sie präventiv angewandt wird.

Vorzeitiger Samenerguss: 2/1/3/4/5/9/19/21

Wie wir bereits im Abschnitt über die Sequenz Nr. 21 gesehen haben, kann der vorzeitige Samenerguss für beide Partner dramatische Folgen haben. Er kann sehr viel Frustration verursachen, die schließlich sogar zur Scheidung oder Trennung führen kann. Der betroffene männliche Partner empfindet das Problem wie eine Behinderung und vergräbt sich meist hinter einer Mauer des Schweigens; er weigert sich, das Problem anzugehen, weil er sich einredet, dass man nichts daran ändern könne; er reagiert vielleicht genervt, wenn seine Partnerin versucht, mit ihm darüber zu sprechen, und weiß doch genau, dass er sie damit noch mehr frustriert. Dies wiederum verstärkt seine eigene Desillusionierung und seine Frustration, das Unausgesprochene legt sich wie ein Schatten über das Leben des Paares und bedroht es bis zur Gefahr der Trennung, selbst wenn die beiden sonst viele Gemeinsamkeiten haben.

Der vorzeitige Samenerguss hängt oft zusammen mit Verboten, die ein gesundes Ausleben der Sexualität blockieren. Bereits beim Heranwachsenden können Schuldgefühle entstanden sein, weil er heimlich masturbierte, unter großem Druck, es musste schnell gehen, damit er nicht erwischt wurde; daraus entwickelte sich in der Folge möglicherweise die Unfähigkeit, seinen Samenerguss zu kontrollieren. Es kann sich auch um eine Art Tabu handeln, wenn der Mann seine Partnerin sozusagen auf ein Podest stellt, sie zu sehr idealisiert oder wenn sich bei ihm ihr Bild mit dem der eigenen Mutter vermischt – dies bringt das Thema Inzest und die daran gekoppelten Schuldgefühle ins Spiel. Auch das Gefühl, die Partnerin zu betrügen, wenn man nach einer Scheidung eine neue Beziehung eingeht, kann derlei Probleme auslösen – weil „Ehebruch" gesellschaftlich stigmatisiert ist.

Will man dieses Problem beheben, so muss die Wiederherstellung des allgemeinen Gleichgewichts ganz am Anfang stehen. Beginnen sollte man deshalb mit der Sequenz Nr. 2 (negatives Denken), es folgt die 1, wenn die Situation eine Depression ausgelöst hat, die 3, weil immer auch Angst mit im Spiel ist, und die 4, weil zwanghafte Gedanken ebenfalls immer eine Rolle spielen; die 5 kümmert sich schließlich um die Überempfindlichkeit, die ebenfalls in dieses „Programm" gehört. Abrunden sollte man das Verfahren mit der 9, die Yin und Yang wieder ins Gleichgewicht bringt.

Daraufhin führt man die beiden Sequenzen, die unmittelbar wirken, für sich allein durch: Die 19, die das Lenden-Kreuz-Geflecht wieder ins Gleichgewicht bringt, und die 21, die speziell für sexuelle Probleme entwickelt wurde.

Für die weitere tägliche Anwendung empfehlen sich schließlich die Nr. 5 und 9, die 19 und die 21, und zwar so lange, bis das Selbstvertrauen zurückkehrt und eine Besserung deutlich spürbar ist (– was in der Regel nicht sehr lange dauert).

Wut: 10/2/1/3/4/5/6/7

Die Sequenzen Nr. 10 (unterdrückte, wiederkehrende Wut) und 4 (zwanghafte Gedanken) sind hier besonders wichtig. Es ist äußerst schwierig, sich *nicht* auf den Gegenstand seiner Wut zu fokussieren, deshalb sollte die Sequenz Nr. 4 mehrmals am Tag durchgeführt werden. Hier darf auch die Bedeutung der Sequenz Nr. 6 nicht unterschätzt werden, denn es kommt nur selten vor, dass bei großer Wut nicht „die Sicherungen durchbrennen".

Zur „Nachsorge", bis die Zeit ihr Werk des Auflösens und Beruhigens getan hat, führen wir die Nr. 2 (negatives Denken), die 4 (zwanghafte Gedanken), die 5 (Überempfindlichkeit) und die 7 (Wiederaufladen der energetischen Zentren) regelmäßig durch.

Zwanghafte Gedanken: (10)/4/3/2/7/(9)

In Kapitel 4 wird eine Sequenz*kombination* gegen zwanghafte Gedanken und fixe Ideen vorgestellt. Zur Erinnerung: Die Sequenz der Wahl bei zwanghaften Gedanken ist die Nr. 4.

Schlusswort

 Man kann sein Leben
　　　　auf zweierlei Art leben:
Entweder glaubt man,
　　　　dass nichts ein Wunder ist,
oder man glaubt,
　　　　dass alles ein Wunder ist.

Albert Einstein

Mein wichtigster Rat an meine Leser: Lassen Sie sich auf gar keinen Fall von der scheinbaren Komplexität der Sequenzkombinationen abschrecken. Es handelt sich insgesamt nur um einundzwanzig verschiedene Sequenzen – davon sind die zehn aus Kapitel 3 die wichtigsten und häufigsten. Sie werden sehen, Sie werden sich diese sehr schnell merken können.

Meine Erfahrung als Therapeut beweist mir täglich aufs Neue (und dies wird mir von meinen Patienten ebenso bestätigt wie von meinen Kursteilnehmern), dass bereits während der dritten Wiederholung einer Sequenz spürbare Erleichterung eintritt, dass sich ein Gefühl der Entspannung ausbreitet und das Gewicht, das vielleicht auf der Brust lastet, verschwindet. Sehr häufig fühlen sich die Betroffenen bereits nach 2 bis 3 Minuten wesentlich wohler und dieses Gefühl ist von Dauer.

Über diese sofort spürbare Verbesserung hinaus bedarf es jedoch des festen Willens, die Sequenzkombinationen am ersten Tag mehrmals zu wiederholen und dann die „Nachsorge"-Sequenzen so lange einmal täglich durchzuführen, bis man spürt, dass man das Problem wirklich hinter sich gelassen hat.

Ich kann nicht oft genug wiederholen, dass Sie dieses Verfahren unbedingt auch präventiv anwenden sollten. Als vorbeugende Maßnahme empfehle ich, jeden Morgen nach dem Erwachen zumindest die Sequenzen Nr. 2, 3 und 7 durchzuführen. Selbst wenn Sie sich wohlfühlen, selbst wenn Sie gerade eine Phase großer Ruhe erleben, selbst dann sollten Sie sie auf keinen Fall vernachlässigen, sie nehmen lediglich 2 Minuten in Anspruch und was sind schon 2 Minuten eines ganzen Tages?

Bekanntlich sind wir Menschen mit einer natürlichen Trägheit ausgestattet, die uns häufig dazu verleiten, erst dann zu reagieren, wenn sich die Probleme bereits verfestigt haben. Außerdem haben wir unerklärlicherweise eine Tendenz zum Negativen, mit der wir die Arbeit an uns selbst boykottieren.

Menschen, die an meinen Kursen teilnehmen, fühlen sich in den darauffolgenden Wochen im Allgemeinen sehr wohl. Kommt es dann vor, dass ich den einen oder anderen in meiner Sprechstunde wieder treffe, weil er erneut unter negativen Energien leidet, so frage ich immer als Erstes, ob er „seine" Sequenzen regelmäßig angewandt hat. Und immer bekomme ich dieselbe Antwort: dass er sie zu Beginn sehr regelmäßig durchgeführt habe und es ihm damit ausgezeichnet ergangen sei – so gut, dass er sie irgendwann vergessen habe …

Die Negativität scheint so allgegenwärtig zu sein wie die Erdanziehungskraft. Diese Kraft, die – so heißt es – einen Apfel auf den Kopf des schlafenden Newton fallen ließ, zieht uns nach unten und versucht mit allen Mitteln, zu verhindern, dass wir beim Positiven verweilen.

Wir Menschen funktionieren in gewisser Weise ähnlich wie Flugzeuge: Um in der Luft bleiben zu können, braucht ein Flugzeug den Schub seiner Turbinen. Sobald diese stillstehen, verliert es an Höhe oder stürzt ab. Ebenso verhält es sich mit den positiven Energien, mit deren Hilfe wir die Unwägbarkeiten des Lebens bewältigen: Sie bedürfen der bewussten Pflege und aktiven Unterstützung. Sobald unsere Wachsamkeit nachlässt, zieht uns die Anziehungskraft des Negativen nach unten. Sind wir erst einmal unten, so fehlt uns jede Klarheit.

Davon erzählt auch die Fabel vom Adler und der Schildkröte: Die Schildkröte sucht auf dem Boden verzweifelt ihren Weg, stößt gegen Hindernisse und ist kaum in der Lage, ihr Ziel zu erkennen. Der Adler hingegen, der die Landschaft von oben betrachtet, erkennt den Weg mit einem Blick.

Befinden wir uns in positiver Verfassung, so sind wir wie der Adler. Sind wir im Negativen gefangen, so werden wir zur Schildkröte.

Deshalb fällt es uns auch umso schwerer, das Steuer herumzureißen, je schlechter wir uns fühlen.

Bereits zu Beginn dieses Buches habe ich gesagt, dass die PBA ein außergewöhnlich effektives Instrument sei, das es uns ermögliche, in wenigen Sekunden 90 Prozent unserer Emotionen zu verändern – aber wir müssen es auch einsetzen.

Ich selbst mache jeden Morgen die Sequenzen Nr. 2, 3 und 7. Dann überdenke ich das, was am Tag zuvor geschehen ist, und das, was mich an diesem Tag erwartet. Habe ich das Gefühl, dass ich ein wenig deprimiert bin, so mache ich sofort die 1. Habe ich den Eindruck, zu empfindlich zu sein, so mache ich die 5. Beschäftigt mich ein Thema so sehr, dass ich kaum noch an etwas anderes denken kann, so mache ich die 4. Das ist für mich zur täglichen Routine geworden. Auch ich mache hin und wieder schwierige Phasen durch, in denen ich keine Lust habe, morgens aufzustehen; doch nachdem ich meine Sequenzen durchgeführt habe (oft mache ich sie noch im Bett), fühle ich mich 10 Minuten später, unter der Dusche, bereits wesentlich besser.

Entschließen Sie sich, auch für sich selbst ein solches Ritual einzuüben! Sie werden sehen, dass Sie sich vitaler und dynamischer fühlen und dass Sie das Leben besser meistern. Natürlich wird das Leben auch weiterhin Probleme, Belastungen und Mühen für uns bereithalten, das wird sich niemals ändern. Sie haben aber ein Instrument an der Hand, das Ihnen hilft, damit umzugehen.

Das ist es, was ich mit Ihnen teilen, Ihnen anbieten möchte: fünf Akupunkturpunkte, mit denen Sie das Leben meistern können. Fünf Punkte – mehr brauchen Sie nicht! Aber meine Geschichte, mein Abenteuer endet hier nicht, die Reise geht weiter.

Dank dieses Buches verfügen Sie über ein Mittel, Ihre Emotionen zu kontrollieren. Das ist bereits ein großer Gewinn. Es bedeutet jedoch nicht, dass die Erfahrungen, die wir in unserem Leben machen, uns nicht auch zum Vorteil gereichen können. Wir *müssen* an uns arbeiten.

Verstehen wir uns nämlich als *Opfer* der Umstände, die uns aufgrund unserer Unwissenheit das Leben schwer machen, so sorgt diese Konditionierung nicht nur dafür, dass wir weiterhin anfällig sind, sondern dass wir nicht an uns arbeiten können. Diese Weichenstellung aus unserer Kindheit (also aus einer Zeit, in der wir nicht in der Lage waren, das, was uns zustieß, zu relativieren) sorgt dann nämlich dafür, dass wir immer tiefer in eine Sackgasse geraten.

Es fehlt uns an Selbstvertrauen (vielleicht, weil uns schon in der Grundschule eingeredet wurde, dass wir eine Null seien) oder wir werden aggressiv, aus Angst davor, angegriffen zu werden, oder wir berauben uns eines erfüllten Gefühlslebens, aus Angst davor, verlassen zu werden (– ja, es stimmt, unsere Mutter hörte uns als Kleinkind einmal nicht schreien und das hat genügt, unser Bindungsfähigkeit einzuschränken; verantwortlich dafür ist unsere unbewusste Angst. verlassen zu werden, die wir in dieser Nacht erlebt haben, und wenn man sich bindet, riskiert man nun einmal. verlassen zu werden). Die bekannte belgische Gynäkologin Maddalena Gualtieri hat diese Phänomene als Sabotageschranken bezeichnet.

Mithilfe der PBA können wir unsere Emotionen kontrollieren und positive schaffen. Die Sabotagemechanismen bestehen jedoch parallel dazu weiter, sie schaffen immer wieder kritische Situationen und lassen uns immer wieder dieselben Fehler machen.

Zum Glück gibt es eine Lösung: Finden wir heraus, welches die Blockaden sind – und dazu ist ein guter Therapeut mit guter Intuition durchaus in der Lage – und gelingt es uns, sie in Worte zu fassen, so können wir sie mithilfe bestimmter Sequenzen der PBA energetisch auflösen. Es ist wirklich so einfach!

In zwei oder drei Sitzungen können wir das „deprogrammieren", was uns immer wieder in die falsche Richtung lenkt. Sind wir nicht mehr auf eine bestimmte Weichenstellung festgelegt, so lenken wir unseren Zug mühelos auf die richtige Strecke. Dann befinden wir uns wieder in Harmonie mit unserer ursprünglichen „Programmierung".

Die Psycho-Bio-Akupressur kann uns auf diesem Weg begleiten und ihn kürzer, weniger schwierig und weniger schmerzhaft machen als die meisten herkömmlichen Therapien.

Noeméa, Dezember 2005 – Brisbane, September 2006

Dr. Pierre-Noël Delatte

Anhang

Von der „Akupunktur der fünf Punkte" zur Psycho-Bio-Akupressur

Es heißt, dass die „Akupunktur der fünf Punkte" keine Neuentdeckung sei, sondern so alt wie die traditionelle Akupunktur, nur nicht so stark verbreitet, sondern wenigen Wissenden und Erfahrenen vorbehalten (weil sie zweifellos auf einer anderen Schwingungsebene wirkt). Sicherlich, man kann es so sehen, dass man jedes Mal, wenn man fünf Punkte am Körper stimuliert, eine Art fünfzackigen Stern auf den Körper zeichnet – diejenigen von Ihnen, die sich mit Esoterik auskennen, werden verstehen, was das bedeutet. Für mich war dieser Aspekt allerdings nicht entscheidend.

Während eines Workshops, den ich 1998 besuchte, erfuhr ich, dass in Australien eine Form der Akupunktur gelehrt würde, die mit nur fünf Punkten arbeitete; es gelang mir aber nicht, diese Information zu verifizieren, die mir zunächst eher unwahrscheinlich vorkam. Ich persönlich entdeckte diese spezielle Form der Akupunktur im Juli 1992 während eines sehr kurzen Einführungsseminars in die energetische Medizin – so nannte man das damals – und durch die Lektüre des ersten Bandes eines äußerst gut dokumentierten, aber sehr komplexen Werkes von Dr. Patrick Véret mit dem Titel *La Médecine cosmogénétique ou l'Énergo-médecine.* (Zur Information: Dr. Vérets Verdienste beschränken sich nicht darauf, dass er mit dieser Form der traditionellen Akupunktur arbeitete; er schrieb außerdem eine bedeutende Abhandlung über die Anwendung der Spurenelemente und der essenziellen Aminosäuren, die Gegenstand eines weiteren Buches mit dem Titel *La Spasmophilie enfin vaincue* sind.) Patrick Véret bezeichnet diese Form der Akupunktur als „Akupunktur zur Ernährung der Systeme". Einige Sequenzen meines vorliegenden Buches, vor allem die gegen negatives Denken und gegen Allergien sind unmittelbarer Ausfluss seines damaligen Seminars und der Lektüre seiner beiden Bücher.

Weitere Sequenzen entwickelte ich aufgrund eines Briefwechsels, den ich, beginnend im Dezember 1994, mit Dr. Patrick Jouhaud führte, einem anderen Arzt (aus Limoges), der ebenfalls mit energetischen Methoden arbeitete.

Nach meinem Kenntnisstand gibt es mehr als dreihundert spezifische Sequenzen, die bei so unterschiedlichen Problemen wie Asthma, Ischiasschmerzen, Bluthochdruck oder Nebenhöhlenentzündungen wirken.

Für mich selbst haben sich im Laufe der Zeit nur einige wenige Sequenzen herauskristallisiert, die ich als besonders wirkungsvoll erlebte; und zwar nicht so sehr, weil sie auf die ursprünglich beschriebenen Symptome gewirkt hätten, sondern vielmehr, weil sie auf *negative Emotionen und psychische Zustände* wirkten, die mich ganz besonders interessierten. So habe ich zum Beispiel festgestellt, dass die Sequenz, die ursprünglich die energetische Wirkung *physischer* Traumatisierungen aufheben sollte, viel stärker auf *psychische* Traumatisierungen wirkt. In gleicher Weise ist die Sequenz Nr. 7 zum Aufladen der energetischen Zentren *die* Sequenz, die die Konditionierungen der Kindheit aufbricht; dies wird Thema eines weiteren Buches, an dem ich arbeite.

Im Laufe der Zeit habe ich dann vieles ausprobiert, einige Sequenzen habe ich abgeändert, der Zufall ließ mich auf weitere stoßen und ganz allmählich kristallisierten sich im Verlauf der letzten fünfzehn Jahre die einundzwanzig Sequenzen heraus, die ich hier vorgestellt habe. Gleichzeitig stellte ich fest, dass ihre Wirkung noch verbessert werden konnte, wenn man sie in einer genauen Reihenfolge durchführte. So kam mir die Idee, sie zu spezifischen Sequenz*kombinationen* zusammenzustellen. Jede Kombination zielt auf einen bestimmten negativen Zustand, der verändert werden soll.

Des Weiteren wechselte ich von den Akupunkturnadeln zunächst zu Aufklebern, weil ich auch Kinder behandeln wollte – bis ich schließlich bei der einfachen *Akupressur* landete. Für mich war diese eine fundamentale Entdeckung, denn sie ist paradoxerweise sehr viel wirkungsvoller und schneller als eine Stimulation mit Nadeln. (Erst kürzlich erlebte ich wieder einen Beleg dafür, als ich in weniger als 5 Minuten einer Person, die sich aufgrund einer schlechten Nachricht in einer akuten Notsituation befand, mit nichts weiter als mit meinen Fingern helfen konnte.) Vor allem aber eröffnet die *Akupressur* uns die Möglichkeit, unsere *eigenen* Emotionen *selbst* zu verändern.

Auswahl und Weiterentwicklung der Sequenzen, das Analysieren ihrer Zwecke und Wirkungen, schließlich das Zusammenstellen von Kombinationen und zu guter Letzt mein Bemühen, sie jedermann zugänglich zu machen, das alles führte schließlich zu dem, was ich heute als Psycho-Bio-Akupressur bezeichne.

Selbstverständlich erhebe ich keinen Anspruch auf die Urheberschaft an der ursprünglichen, genialen Idee, fünf Akupunkturpunkte auf einmal zu stimulieren – diese Ehre gebührt den wahren Entdeckern.

Danksagungen

Vor allen anderen danke ich meiner Frau Brigitte, die mit ihrer grenzenlosen Liebenswürdigkeit, ihrem Verständnis und ihrer unglaublichen geistigen Offenheit, gepaart mit einem scharfen Verstand, meine Suche unterstützt hat. Sie war diejenige, die zuverlässig immer auf *das* Buch stieß, das ich gerade brauchte. Ihre Meinung war stets wertvoll für mich und selbst in den unvermeidlichen frustrierenden Situationen war sie es, die mir den Rücken stärkte.

Auch meinen Kindern, die ich sehr liebe, möchte ich an dieser Stelle danken, vor allem den beiden jüngsten, Alexandre und Emanuelle. Sie haben mich immer aufgemuntert und es mit Humor genommen, dass ich sie hin und wieder als „Versuchskaninchen" heranzog. Nur der liebe Gott weiß, wie schwierig das Zusammenleben mit einem so „ungewöhnlichen" Menschen wie mir ist.

Selbstverständlich danke ich auch den vielen Menschen, die ihre Erfahrungen und ihr Wissen mit mir geteilt und mir so den Weg gewiesen haben. Dabei denke ich vor allem an Ode Létizia auf Tahiti, an Catherine und Jean-Luc Masson sowie an Christiane Grandidier.

Hier möchte ich auch Thierry Grandmougin erwähnen, dessen einfache Überlegung Auslöser für den langen Prozess war, an dessen Ende die Veröffentlichung dieses Buches stand.

Ich danke auch meinen Kollegen, von denen viele mich unterstützt haben, obwohl ich in ihren Augen eine sehr nonkonformistische medizinische Sichtweise vertrete.

Und schließlich danke ich meinen Patienten und Patientinnen, denn letzten Endes haben sie mich das alles gelehrt.

Dr. Pierre-Noël Delatte

Verzeichnis der Abkürzungen für die Meridiane

Bl = Blasenmeridian

Di = Dickdarmmeridian

Dü = Dünndarmmeridian

Gb = Gallenblasenmeridian

GG = Gouverneursgefäß

He = Herzmeridian

KS = Kreislauf-Sexus-Meridian

Le = Lebermeridian

Lu = Lungenmeridian

Ma = Magenmeridian

MP = Milz-Pankreas-Meridian

Ni = Nierenmeridian

ZG = Zentralgefäß

3E = Dreifacher-Erwärmer-Meridian

Die meisten Meridiane gibt es am menschlichen Körper zweimal, nämlich auf jeder Körperseite einmal (spiegelbildlich).

Lesehilfe:
„MP1 li" bedeutet: Punkt 1 auf dem Milz-Pankreas-Meridian, links (= auf der linken Körperseite).

„3E15 re" bedeutet: Punkt 15 auf dem Meridian Dreifacher Erwärmer, rechts (= auf der rechten Körperseite).

Die Meridiane ZG und GG gibt es nur je einmal, sie verlaufen auf der Mittellinie des Körpers; daher gibt es bei ihnen keine Seitenangaben.

Die Fünf-Punkte-Sequenzen im Überblick

Extra:
Sequenz Nr. 22 zum
Fördern der Intuition

Sequenz Nr. 1 gegen Depression

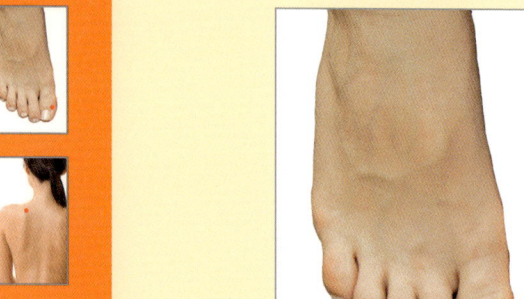

1. Rechter großer Zeh

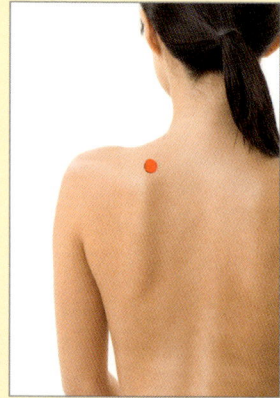

2. Hintere linke Schulter, über dem Schulterblatt

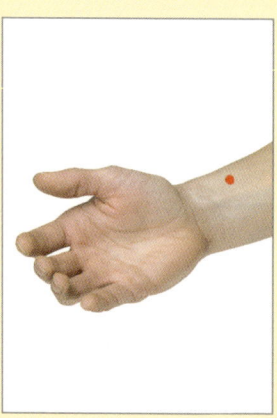

3. Vor dem rechten Handgelenk (Unterseite, beim Puls)

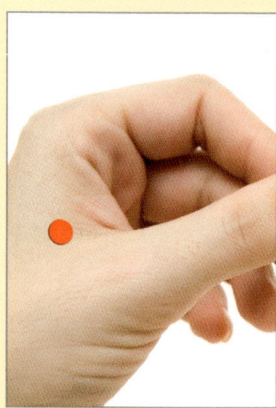

4. Linke Hand

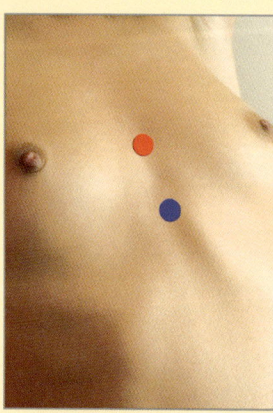

5. Mitte des Brustbeins (oder: unteres Ende d. Brustbeins)

Sequenz Nr. 2 gegen negatives Denken

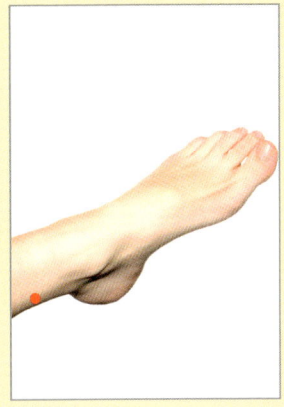

1. Innenseite linkes Fußgelenk, am hinteren Schienbeinrand

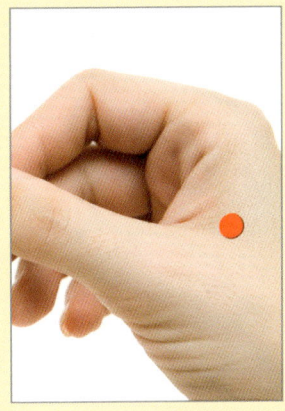

2. Rechte Hand

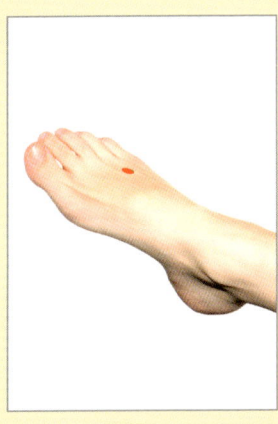

3. Rechte Fußoberseite, zwischen den Sehnen des 3. und 4. Zehs

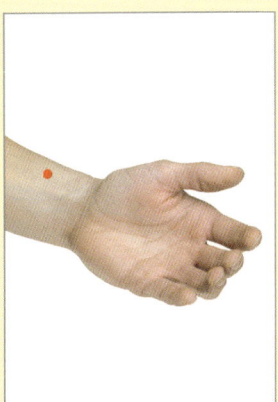

4. Vor dem linken Handgelenk (Unterseite, beim Puls)

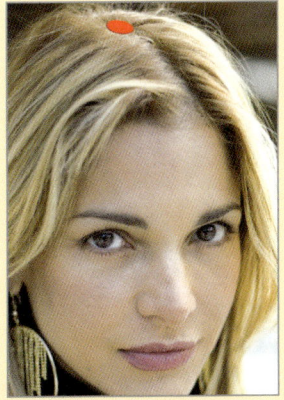

5. Fontanelle

Sequenz Nr. 3 gegen Angst

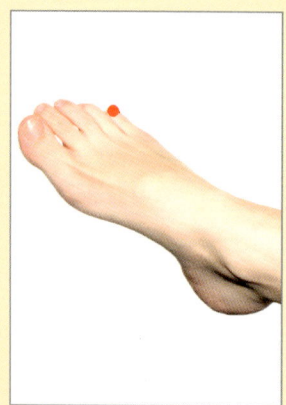

1. Rechter kleiner Zeh

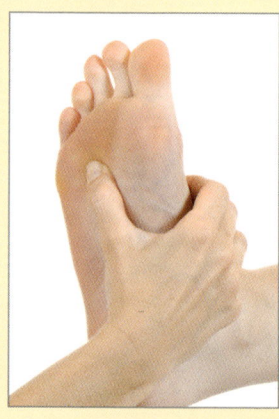

2. Fußsohle des rechten Fußes

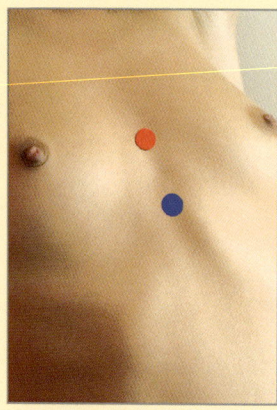

3. Mitte des Brustbeins
(oder: unteres Ende d. Brustbeins)

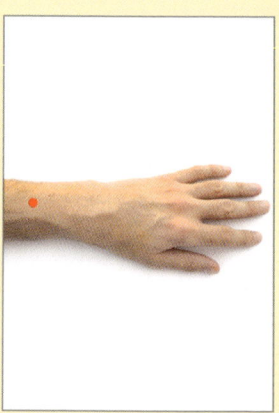

4. Vor dem linken Handgelenk
(Oberseite, bei der Uhr)

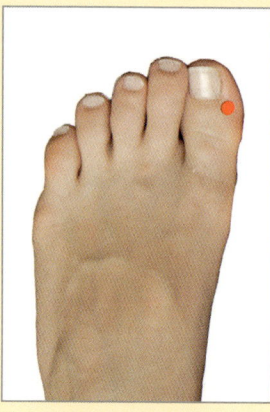

5. Linker großer Zeh

Sequenz Nr. 4 gegen zwanghafte Gedanken

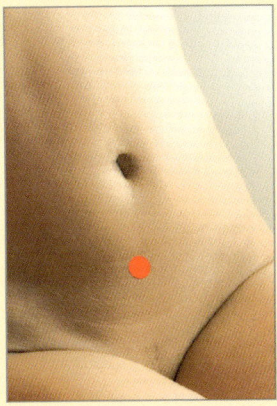

1. Auf der Körpermittellinie, am oberen Schambeinrand

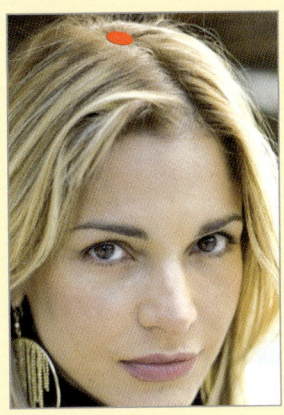

2. Fontanelle

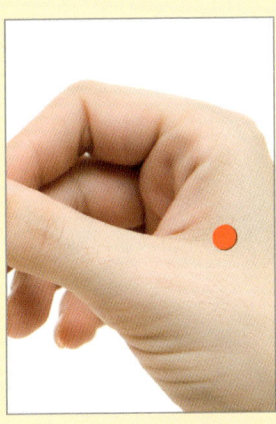

3. Rechte Hand

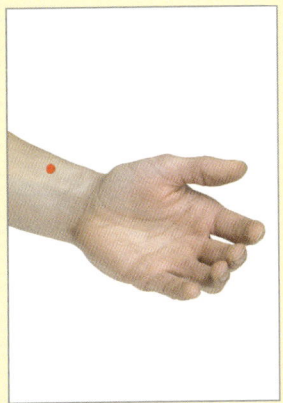

4. Vor dem linken Handgelenk (Unterseite, beim Puls)

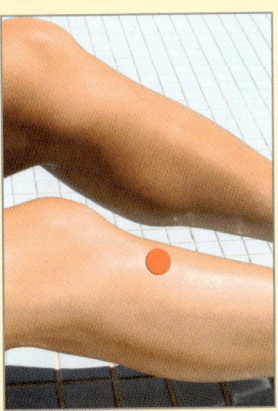

5. Außenrand d. rechten Schienbeins, wo die Auswärtskrümmung beginnt

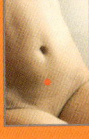
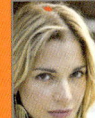
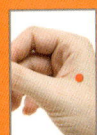
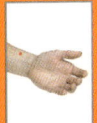
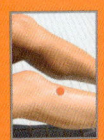

Sequenz Nr. 5 gegen Überempfindlichkeit

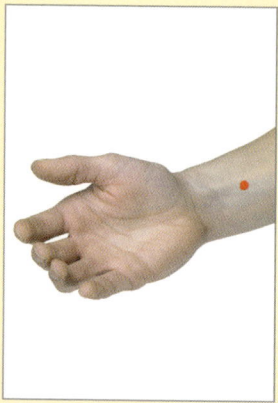

1. Vor dem rechten Handgelenk (Unterseite, zwischen d. Beugesehnen)

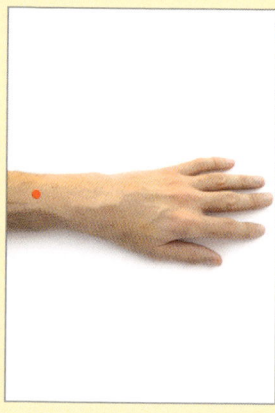

2. Vor dem linken Handgelenk (Oberseite, bei der Uhr)

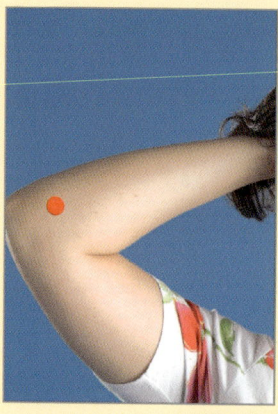

3. Innenseite rechter Ellbogen

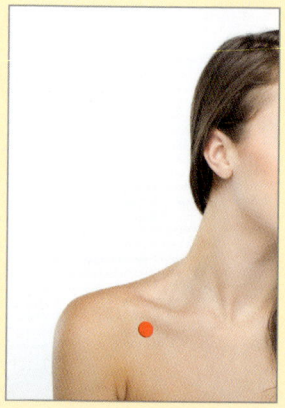

4. Vertiefung zwischen Unterseite d. rechten Schlüsselbeins und Schulter

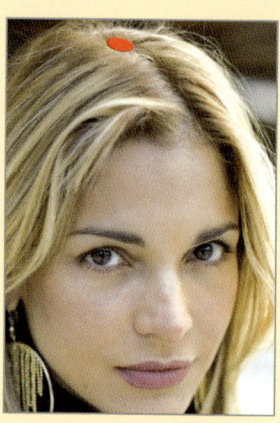

5. Fontanelle

Sequenz Nr. 6 zur Befreiung von „Narben"

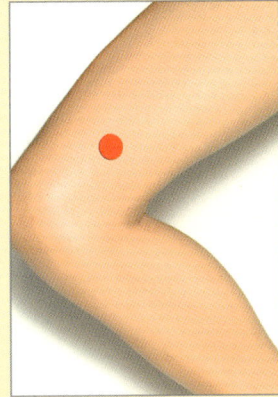

1. Innenseite rechtes Knie

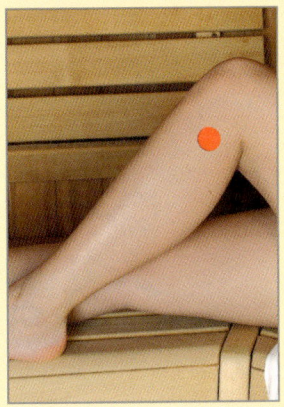

2. Außenseite linkes Bein, unter dem oberen Ende d. Wadenbeins

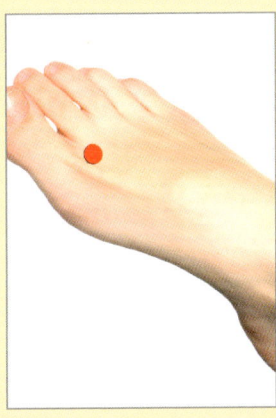

3. Zwischen den Sehnen des rechten großen Zehs und des 2. Zehs

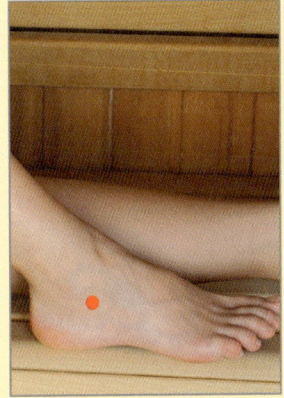

4. Unter dem äußeren rechten Fußknöchel

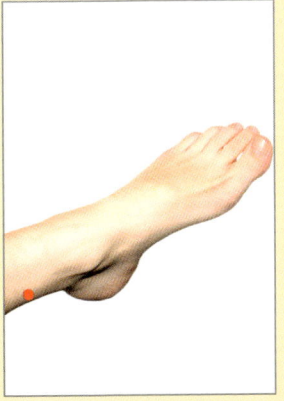

5. Innenseite linkes Fußgelenk, am hinteren Schienbeinrand

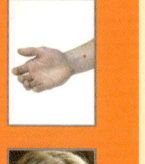
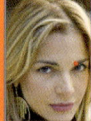
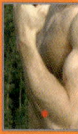
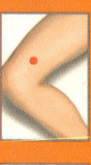

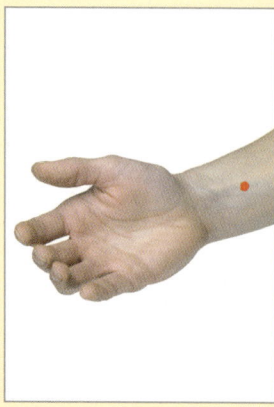
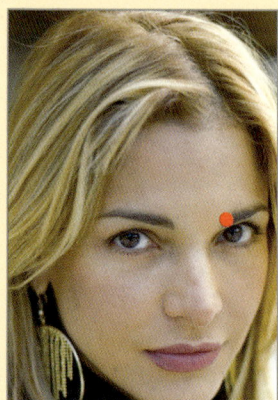

**1. Vor dem rechten Handgelenk
(Unterseite, zwischen Beugesehnen)**

2. Linke Augenbraue, innen

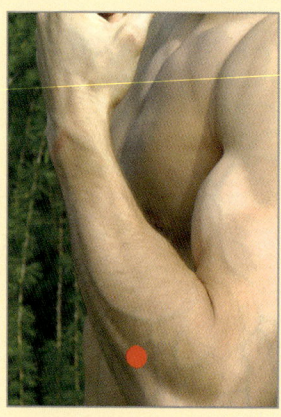
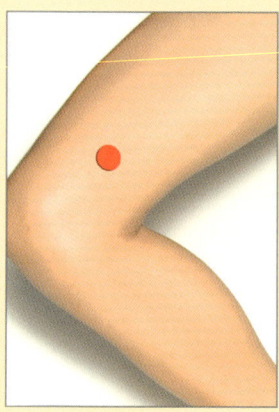

3. Außenseite linker Unterarm

4. Innenseite rechtes Knie

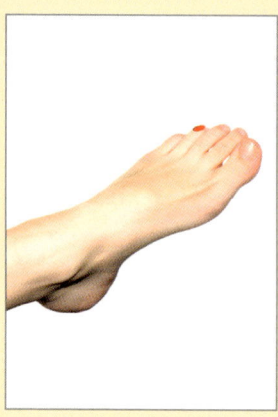

5. Linker Fuß, 4. Zeh

Sequenz Nr. 8 zum Freischalten der Ausdrucksfähigkeit

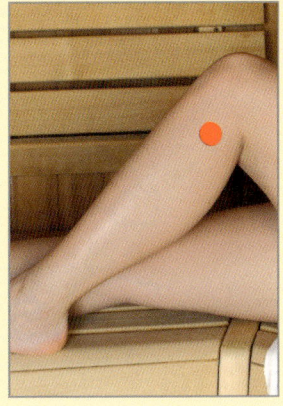

1. Außenseite linkes Bein, unter dem oberen Ende d. Wadenbeins

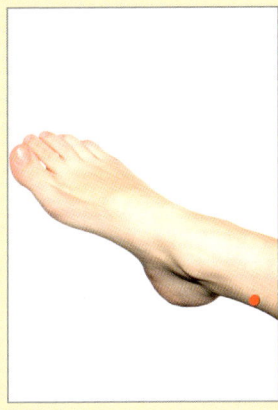

2. Innenseite rechtes Fußgelenk, am hinteren Schienbeinrand

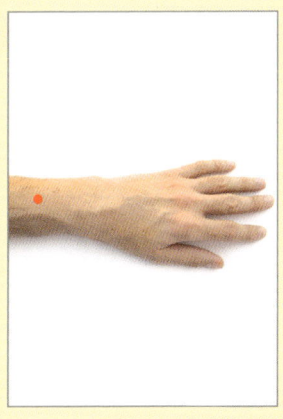

3. Vor dem linken Handgelenk (Oberseite, bei der Uhr)

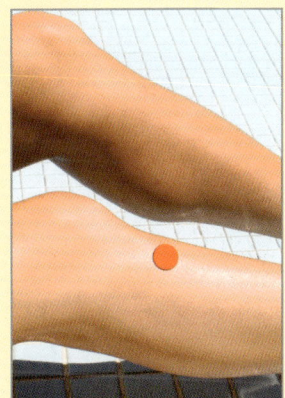

4. Außenrand d. rechten Schienbeins, wo die Auswärtskrümmung beginnt

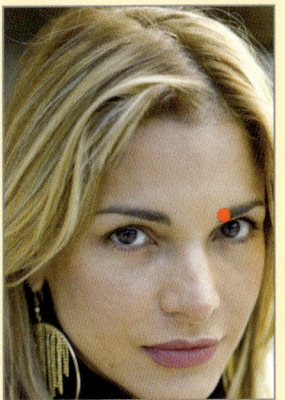

5. Linke Augenbraue, innen

Sequenz Nr. 9 zum Ausbalancieren von Yin und Yang

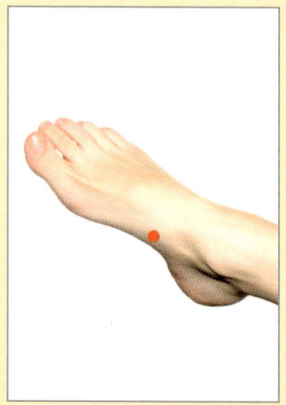

1. Rechter Fuß, am höchsten Punkt des Spanns

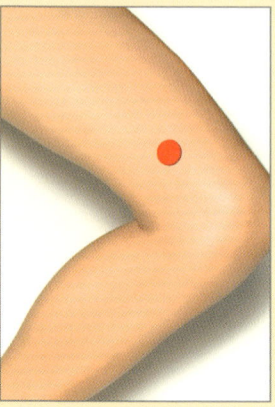

2. Innenseite linkes Knie

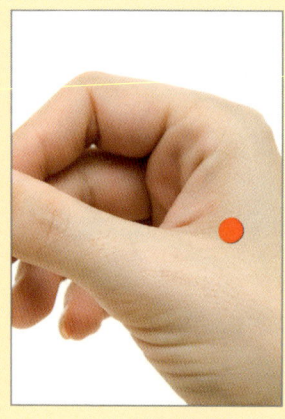

3. Rechte Hand

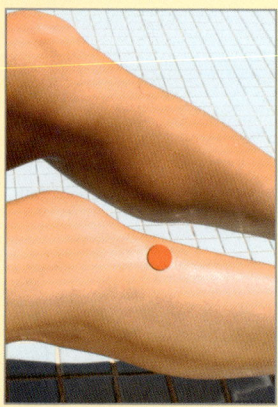

4. Außenrand d. rechten Schienbeins, wo die Auswärtskrümmung beginnt

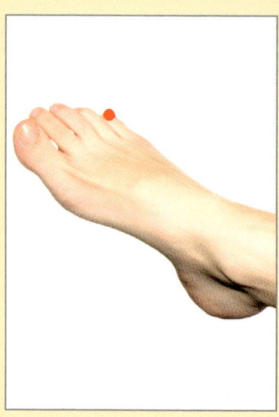

5. Rechter kleiner Zeh

Sequenz Nr. 10 gegen unterdrückte Wut

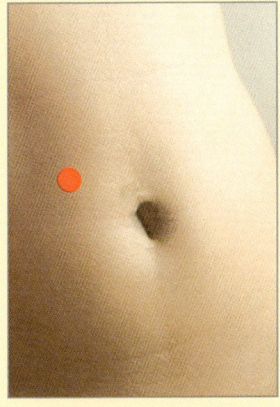

1. Ca. 2 cm rechts und 1 cm
   oberhalb vom Nabel

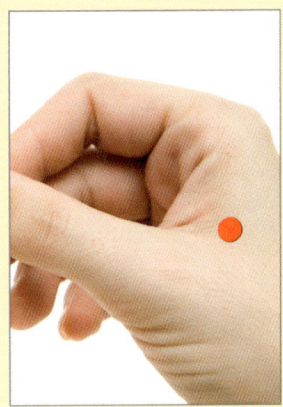

2. Rechte Hand

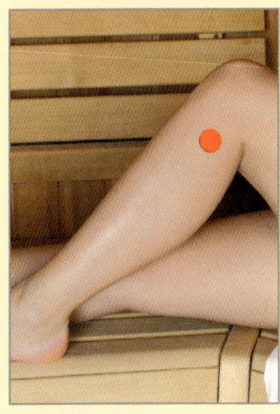

3. Außenseite linkes Bein, unter d.
   oberen Endpunkt des Wadenbeins

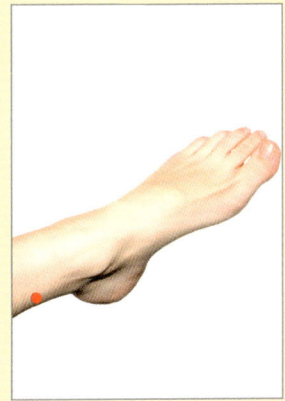

4. Innenseite linkes Fußgelenk,
   am hinteren Schienbeinrand

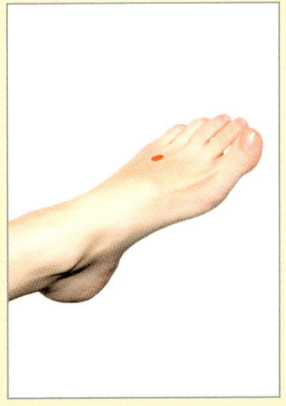

5. Zwischen den Sehnen des
   3. und des 4. linken Zehs

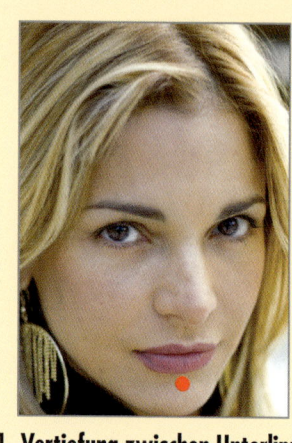

1. Vertiefung zwischen Unterlippe und Kinn

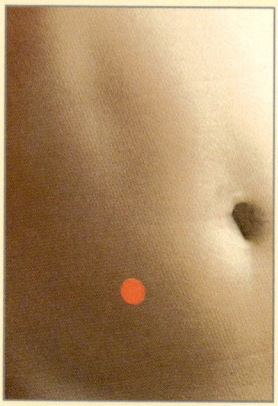

2. Mitte zwischen Nabel und höchstem Punkt der re. Hüfte

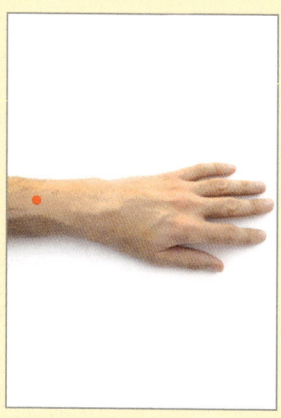

3. Vor dem linken Handgelenk (Oberseite, bei der Uhr)

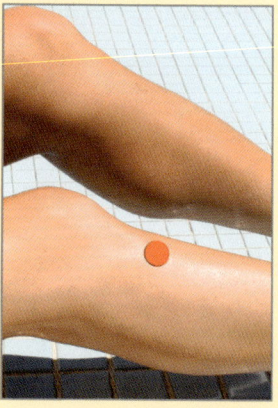

4. Außenrand d. rechten Schienbeins, wo die Auswärtskrümmung beginnt

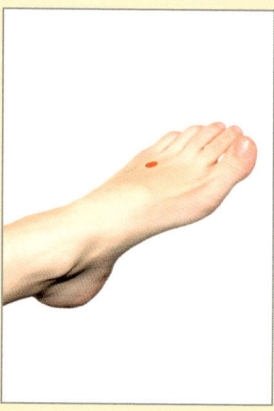

5. Zwischen den Sehnen des 3. und des 4. linken Zehs

Sequenz Nr. 12 gegen Allergien

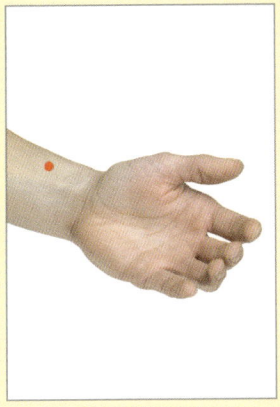

1. Vor dem linken Handgelenk (Unterseite, beim Puls)

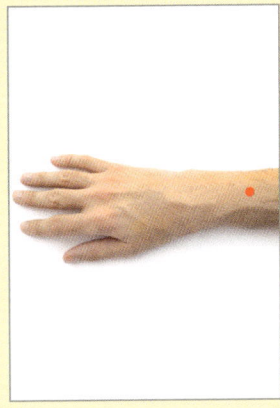

2. Vor dem rechten Handgelenk (Oberseite, bei der Uhr)

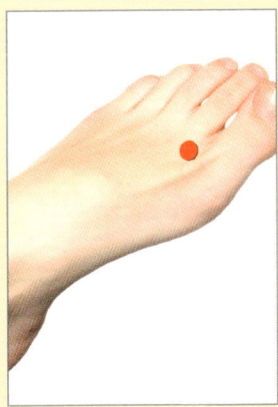

3. Zwischen den Sehnen des linken großen Zehs und des 2. Zehs

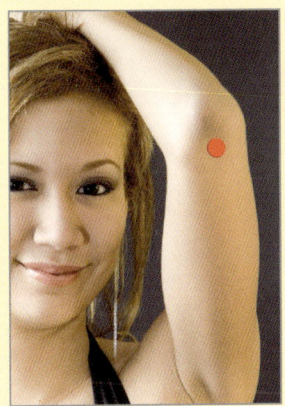

4. Rückseite linker Ellbogen

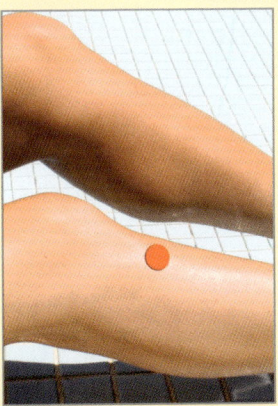

5. Außenrand d. rechten Schienbeins, wo die Auswärtskrümmung beginnt

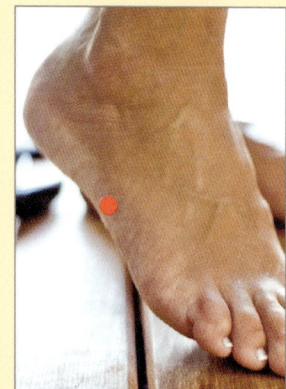

1. Außenseite rechter Fuß, vor d. ob. Ende des 5. Mittelfußknochens

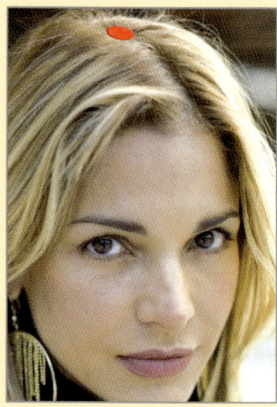

2. Fontanelle

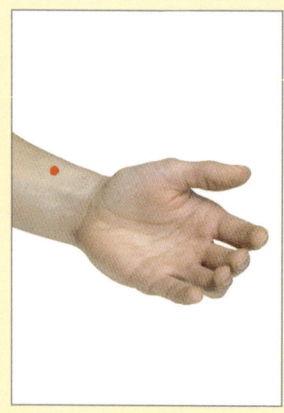

3. Vor dem linken Handgelenk (Unterseite, beim Puls)

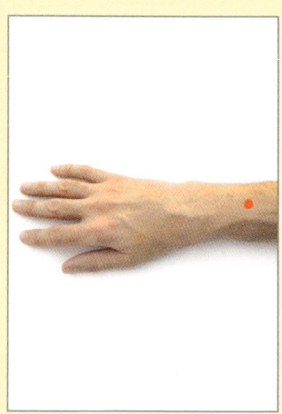

4. Vor dem rechten Handgelenk (Oberseite, bei der Uhr)

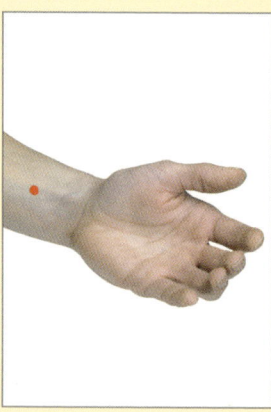

5. Vor dem linken Handgelenk (Unterseite, zwischen Beugesehnen)

Sequenz Nr. 14 gegen Akne

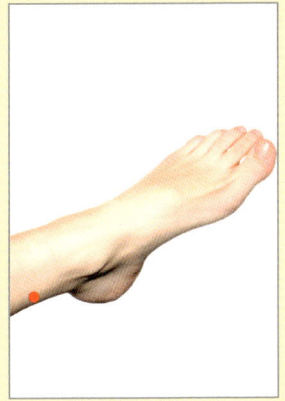

1. Innenseite linkes Fußgelenk, am hinteren Schienbeinrand

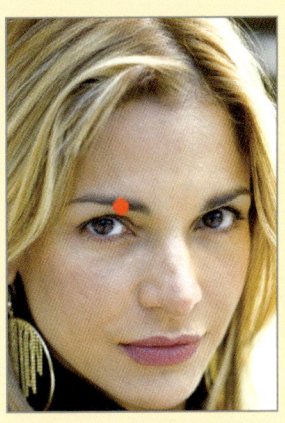

2. Rechte Augenbraue innen

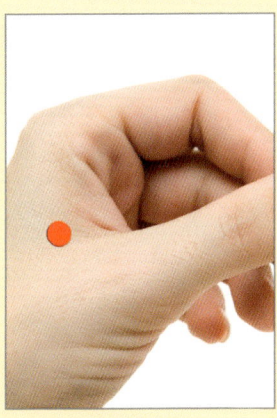

3. Linke Hand

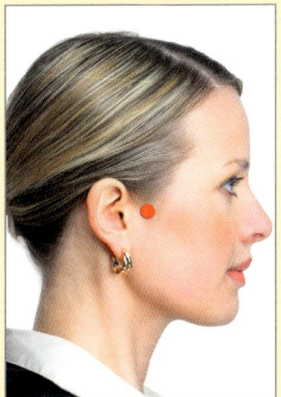

4. Vor dem re. Ohr, in der Mulde, die beim Öffnen d. Mundes entsteht

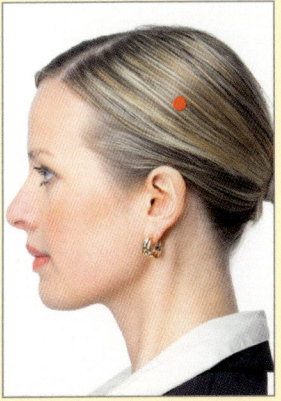

5. Ca. 5 cm über dem linken Ohr

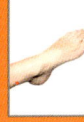
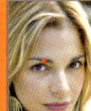
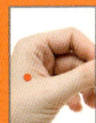
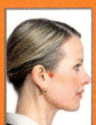
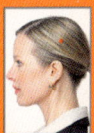

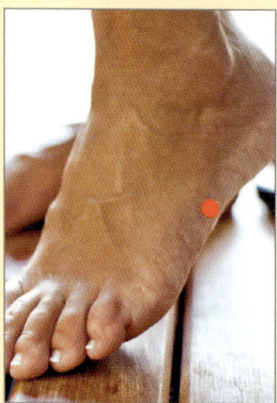

1. Außenseite linker Fuß, vor d. ob. Ende des 5. Mittelfußknochens

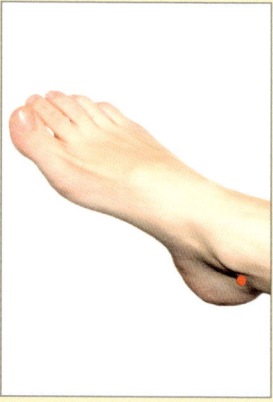

2. Hinter dem höchsten Punkt des inneren rechten Fußknöchels

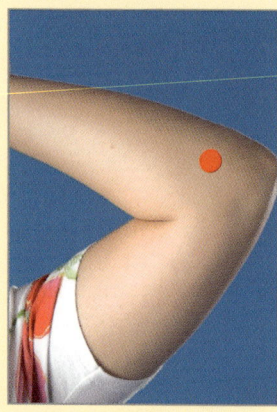

3. Innenseite linker Ellbogen

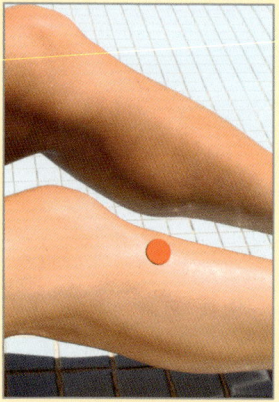

4. Außenrand d. rechten Schienbeins, wo die Auswärtskrümmung beginnt

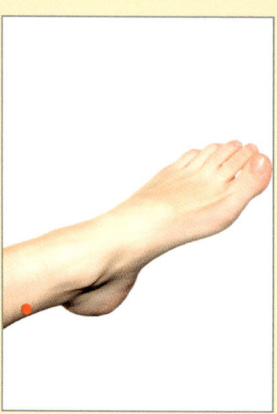

5. Innenseite linkes Fußgelenk, am hinteren Schienbeinrand

Sequenz Nr. 16 für die Stärkung des Darms

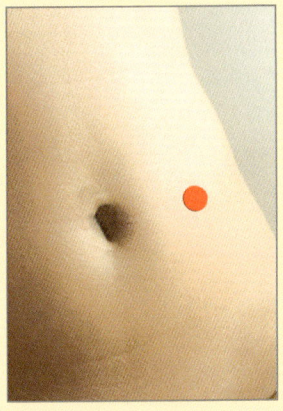

1. In der Mitte zwischen Nabel u. höchstem Punkt der linken Hüfte

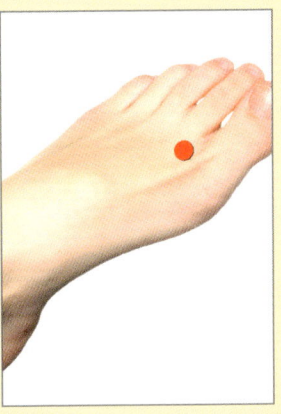

2. Zwischen den Sehnen d. linken großen Zehs und dem 2. Zeh

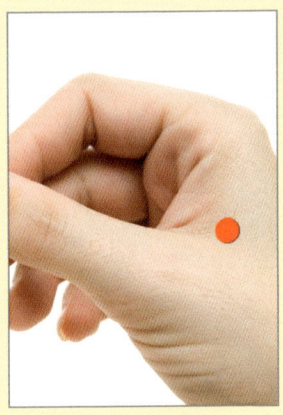

3. Rechte Hand

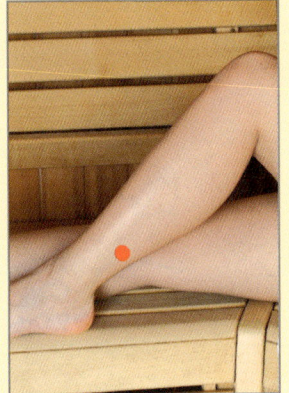

4. Am hinteren li. Wadenbeinrand, 5 cm über d. äußeren Fußknöchel

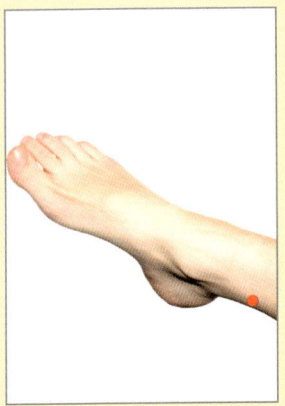

5. Innenseite rechtes Fußgelenk, am hinteren Schienbeinrand

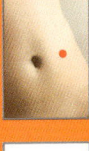
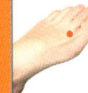
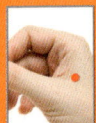
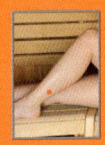
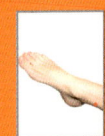

Sequenz Nr. 17 für das Ausbalancieren der Schilddrüse

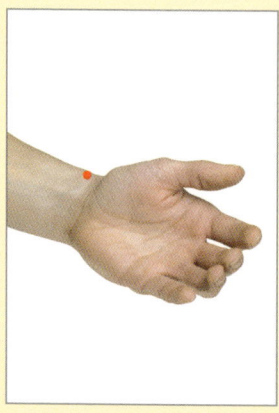

1. Linkes Handgelenk, an der Außenseite der Speiche

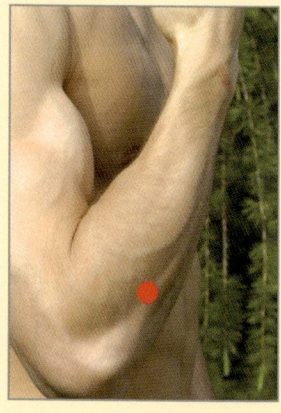

2. Außenseite d. rechten Unterarms

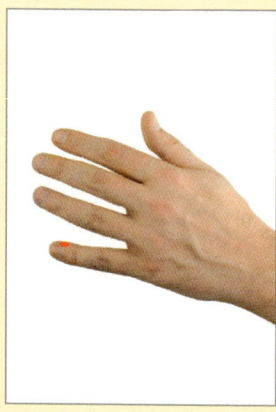

3. Innerer Nagelfalzwinkel des linken kleinen Fingers

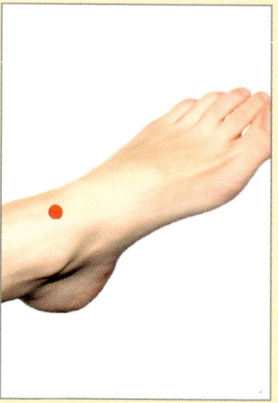

4. In der linken Fußgelenkfalte, zwischen den Beugesehnen

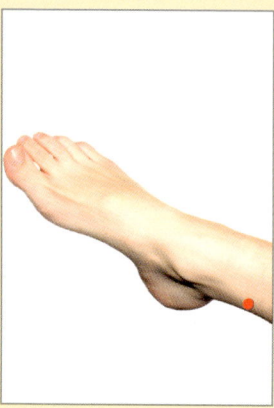

5. Innenseite rechtes Fußgelenk, am hinteren Schienbeinrand

Sequenz Nr. 18 für Kreativität

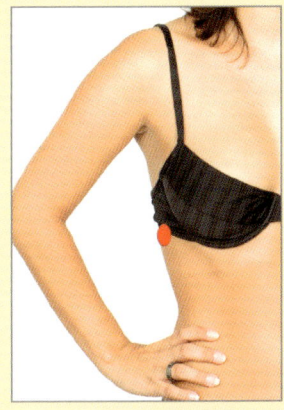

**1. Rechte Körperseite,
auf der 7. Rippe**

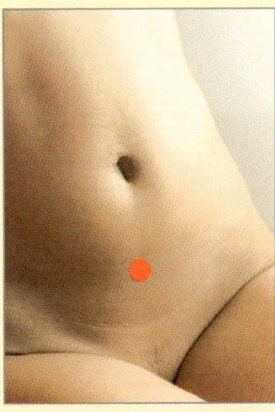

**2. Auf der Körpermittellinie,
am oberen Schambeinrand**

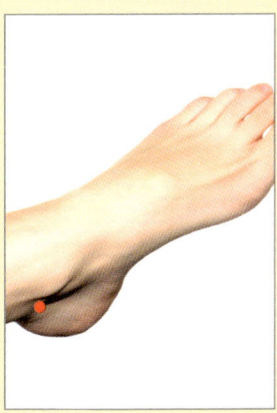

**3. Hinter dem höchsten Punkt
des inneren linken Fußknöchels**

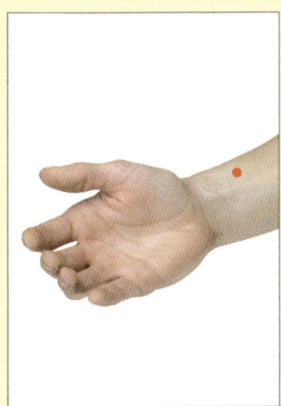

**4. Vor dem rechten Handgelenk
(Unterseite, beim Puls)**

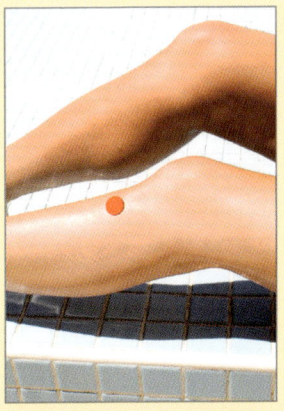

**5. Außenrand des li. Schienbeins,
wo die Auswärtskrümmung beginnt**

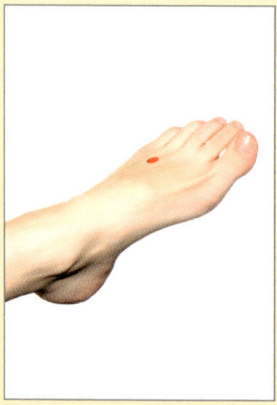

1. Zwischen den Sehnen des 3. und des 4. linken Zehs

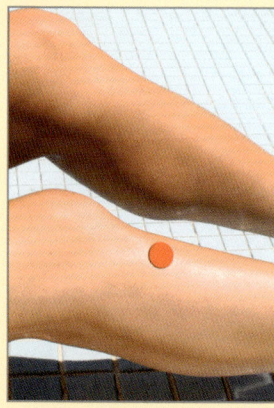

2. Außenrand des re. Schienbeins, wo die Auswärtskrümmung beginnt

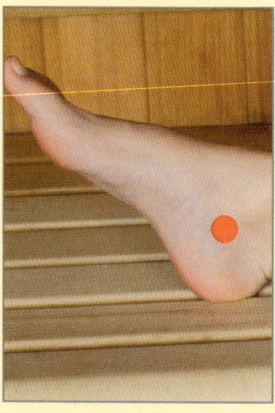

3. Unter dem re. inneren Fußknöchel

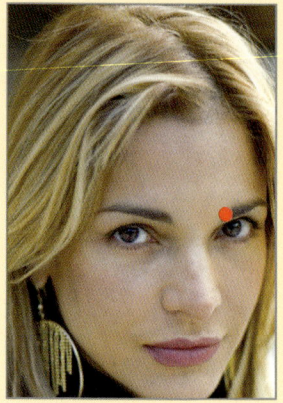

4. Linke Augenbraue, innen

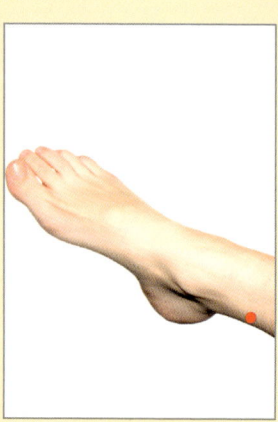

5. Innenseite rechtes Fußgelenk, am hinteren Schienbeinrand

Sequenz Nr. 20 für das Sonnengeflecht

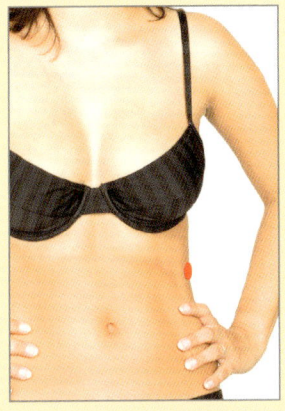

1. Unterer Rand der letzten li. Rippe, unterhalb der Achselhöhle

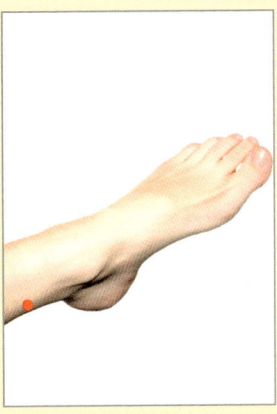

2. Innenseite linkes Fußgelenk, am hinteren Schienbeinrand

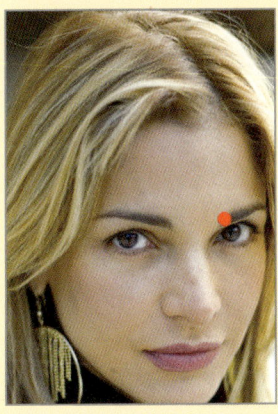

3. Linke Augenbraue, innen

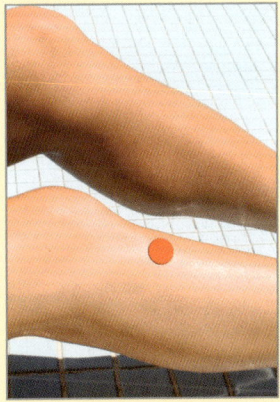

4. Außenrand d. rechten Schienbeins, wo die Auswärtskrümmung beginnt

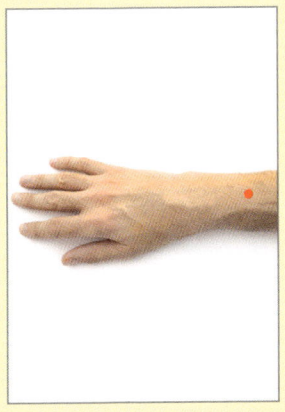

5. Vor dem rechten Handgelenk (Oberseite, bei der Uhr)

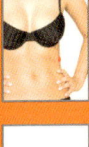
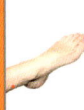
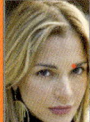
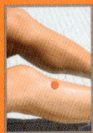
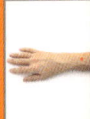

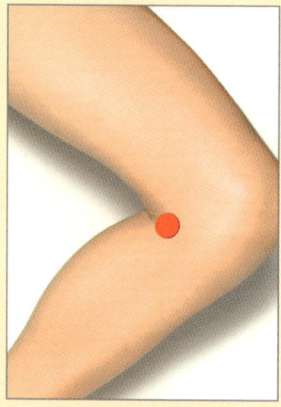

**1. Innenseite des linken Knies,
am Ende der Beugefalte**

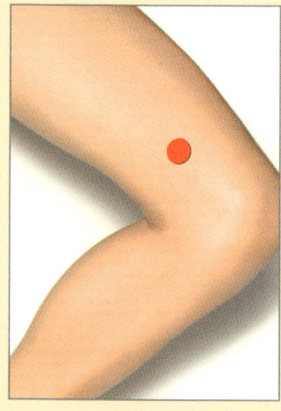

**2. Innenseite linker Oberschenkel,
oberhalb des Knies**

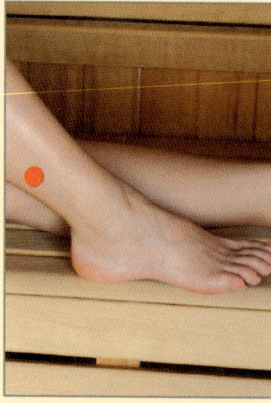

**3. Am hinteren Rand d. re. Wadenbeins,
5 cm über dem äußeren Fußknöchel**

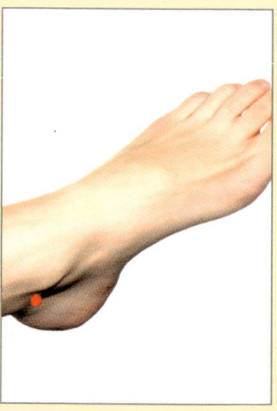

**4. Linkes Fußgelenk, hinter dem
höchsten Punkt des Fußknöchels**

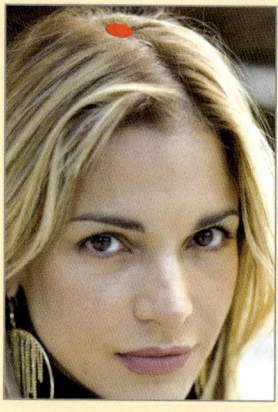

5. Fontanelle

Sequenz Nr. 22 zum Fördern der Intuition

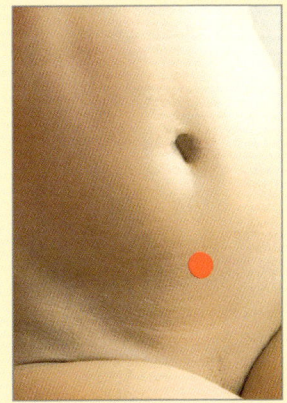

1. In der Mitte zwischen Schambein und Nabel

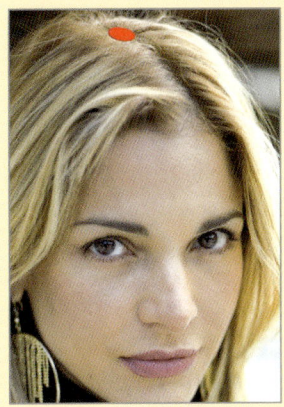

2. Fontanelle

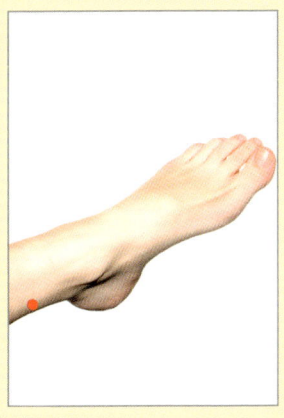

3. Innenseite linkes Fußgelenk, am hinteren Schienbeinrand

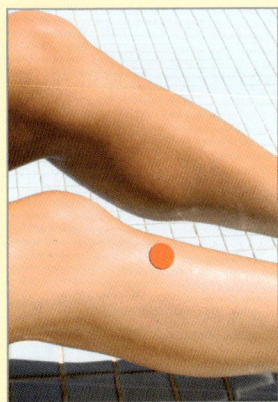

4. Außenrand d. rechten Schienbeins, wo dessen Außenkrümmung beginnt.

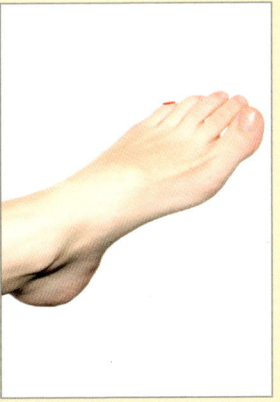

5. Linker kleiner Zeh

Über den Autor

Dr. Pierre-Noël Delatte war, als er seine Laufbahn begann, mit zweiundzwanzig Jahren und zehn Monaten einer der jüngsten Ärzte Frankreichs. Bereits als Student fühlte er sich zu den alternativen Heilmethoden hingezogen. Den größten Teil seines Berufslebens verbrachte er in Übersee: in Australien, auf Tahiti und La Réunion. Zunächst beschäftigte er sich mit Akupunktur, Homöopathie und Mesotherapie, bevor er 1992 bei einer Fortbildung in „energetischer Medizin" von der „Akupunktur der fünf Punkte" hörte. Er erkannte sehr schnell die psychologische Wirksamkeit dieser Technik und integrierte sie in eine völlig neue, auf der Akupunktur basierende Methode. Er machte es sich zur Aufgabe, diese Methode einer möglichst großen Zahl von Menschen zugänglich zu machen. Nach einem Workshop, den er auf Tahiti abhielt, erhielt er von den Teilnehmern in einer feierlichen Taufzeremonie den tahitianischen Namen *Tutehau*, der so viel bedeutet wie: „der Mensch, der inneren Frieden entstehen lässt".

Nähere Informationen und zwei Videos zur PBA bietet die (französischsprachige) Website: www.psycho-bio-acupressure.com

Dr. med. Dietrich Klinghardt, Amelie Schmeer-Maurer

MentalFeldTechniken – ganz praktisch

20 Methoden für Selbsthilfe und Heilung

Leseprobe: www.vakverlag.de

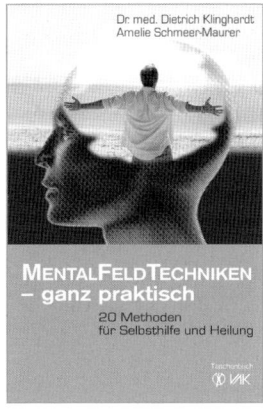

Jeder hat sie schon erlebt: Konfliktsituationen, verletzende Äußerungen, Beziehungskrisen, Erschöpfungszustände, Ängste … bei sich oder bei anderen. In diesem Buch werden ausgewählte Selbsthilfetechniken mit der bewährten Klopfakupressur kombiniert. Diese Kombination potenziert die Wirkung: Die heilenden Kräfte werden intensiviert und damit noch tiefgreifender und rascher wirksam. Sie sprechen mehrere Sinne und Erfahrungsebenen gleichzeitig an.

Wenn Sie sich selbst oder anderen helfen wollen, finden Sie hier leicht anwendbare und sofort nutzbare Techniken.

256 Seiten, 20 Abbildungen, Paperback (13 x 20,5 cm), ISBN 978-3-86731-074-1

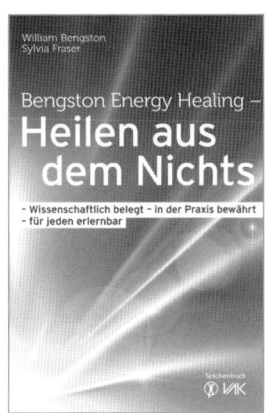

William Bengston, Sylvia Fraser

Bengston Energy Healing – Heilen aus dem Nichts

Leseprobe: www.vakverlag.de

Bengston Energy Healing verzichtet auf philosophische oder esoterische Bedeutungsgebung … und kann von jedem erlernt werden. Die Methode funktioniert so: Sie aktivieren wie von selbst heilende Energie, während Ihr Bewusstsein ins „Nichts" eintaucht und jede Intention loslässt. Bereits seit vielen Jahren wendet Bengston diese „Feldmethode" (– das heißt, die Methode wirkt auf das gesamte Umfeld und auch in die Ferne –) erfolgreich an. Die *Bengston Energy Healing Method*™ erwies sich gerade bei schweren Erkrankungen als besonders wirksam, etwa bei Herzerkrankungen, Diabetes, Parkinson und Arthritis.

280 Seiten, 8 Fotos, Paperback (13 x 20,5 cm), ISBN 978-3-86731-093-2

Clif Sanderson

Loslassen … und heilen

Deep Field Relaxation (DFR) – die Tiefenfeldentspannung

Leseprobe: www.vakverlag.de

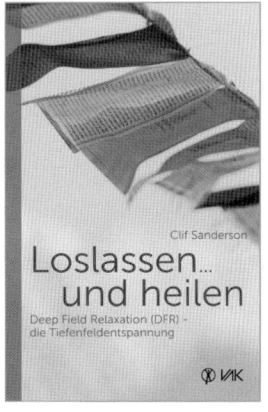

Deep Field Relaxation ist eine alternative Heilmethode, die auf die verändernde Kraft des Bewusstseins setzt. Sie war die erste der heute hochaktuellen „Feldmethoden" und kann bereits auf mehr als 30 Jahre Erfahrung zurückblicken.

Die sanfte Intention des Begleiters, einfach helfen zu wollen und sich zur Verfügung zu stellen, reicht aus, um beim Klienten vertrauensvolles Loslassen zu induzieren. In diesem tiefen Ruhezustand kommt es zu eindrucksvollen Selbstregulationsprozessen: Tiefsitzende emotionale Belastungen lösen sich auf, körperliche Erkrankungen verschwinden, Lebenssituationen bessern sich.

288 Seiten, Paperback (13 x 20,5 cm), ISBN 978-3-86731-088-8

Abbonnieren Sie unseren Newsletter (gratis): www.vakverlag.de

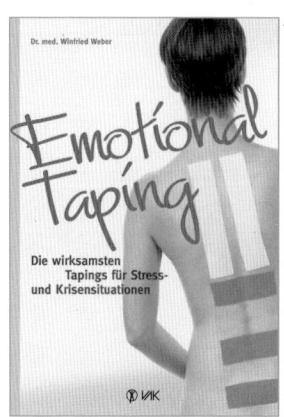
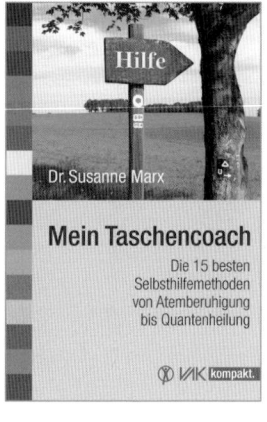
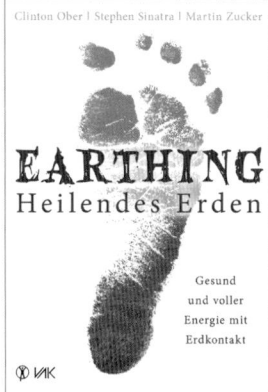